आमतौर पर छोटी-छोटी बीमारियों के लिए आपको डॉक्टर के यहां बार-बार चक्कर लगाने पड़ते हैं। इस प्रकार बहुत-सा धन ऐसी छोटी-छोटी बीमारियों में ही खर्च हो जाता है, जिनका उपचार हम घर में उपलब्ध वस्तुओं से कर सकते हैं। डॉक्टर की औषधियां बार-बार लेने से शरीर को स्थायी नुकसान पहुंचता है और आप कई अन्य बीमारियों के शिकार हो जाते हैं। अतः घरेलू इलाज द्वारा आप पैसे की बचत के साथ-साथ शरीर को अन्य व्याधियों से भी बचा सकते हैं। फिर ये उपचार ऐसे हैं कि इनसे शरीर को कोई हानि नहीं होती, साथ ही शरीर निरोग और स्वस्थ बना रहता है।

छोटी-मोटी बीमारियों से सुगमता से छुटकारा दिलाने में महत्त्वपूर्ण और प्राथमिक चिकित्सा के लिए बेजोड़ यह पुस्तक, निश्चय ही संग्रहणीय है।

घरेलू इलाज

लेखक
आचार्य विपुल राव

डायमंड बुक्स

ISBN : 81-7182-644-6

प्रकाशक	:	**डायमंड पॉकेट बुक्स (प्रा.) लि.** X-30, ओखला इंडस्ट्रियल एरिया, फेज-II नई दिल्ली-110020
फोन	:	011-40712100
फैक्स	:	011-41611866
ई-मेल	:	sales@dpb.in
वेबसाइट	:	www.dpb.in
संस्करण	:	2019
मुद्रक	:	आदर्श प्रिंटर्स शाहदरा, दिल्ली–32

GHARELU ILAJ
by : Acharya Vipul Rao

विषय सूची

स्वास्थ्य के लिए ज़रुरी बातें 7

भोजन, व्यायाम का महत्त्व, निद्रा, ब्रह्मचर्य

स्वस्थ रहने के लिए पोषक-तत्त्व 11

प्रोटीन, कार्बोहाइड्रेट, वसा, विटामिन

आकस्मिक दुर्घटनाएं 16

आंख में कुछ गिर जाना, गले में वस्तु फंस जाना, कान में वस्तु फंस जाना, नाक में वस्तु फंस जाना, कांटा या पिन चुभ जाना, कांच चुभ जाना, चोट लगने पर हड्डी टूट जाना, मोच आ जाना, पानी में डूब जाने पर, बिजली का झटका, आग से जल जाने पर, मिरगी का दौरा, लू लग जाना, बिच्छू काटने, सांप काटने, ततैया-भिड़ के काटने और कुत्ते के काटने पर

आंखों के रोग 24

आंखें दुखना, रोहे, ढलका, बाह्मनी (सुलाफ), पड़वाल, जाला-फूला, रतौंधी, नेत्र-ज्योति की दुर्बलता, मोतियाबिन्द

कानों के रोग 29

कान का दर्द, कान बहना, कम सुनाई देना, बहरापन, कान के कीड़े

नाक की बीमारियां 31

नकसीर, नाक से दुर्गन्ध, नाक में कीड़े

दांतों के रोग 32

दांत का दर्द और दांत का हिलना, दांतों पर मैल जमना, दांतों से खून निकलना, पायरिया आदि

बुखार वाली बीमारियां 34

जूड़ी ताप (मलेरिया), इन्फलुएंजा बुखार, सिर दर्द, आधा सीसी, पीलिया, मधुमेह, हैजा, लू लगना, क्षय (तपेदिक), निमोनिया, पसली का दर्द, मोतीझरा (टायफाइड), इन्फ्लुएंजा

अन्य शारीरिक बीमारियां 49

कैंसर, पक्षाघात, हृदय रोग, दमा या श्वास रोग, उच्च रक्तचाप, बवासीर, कमर का दर्द, उन्माद या पागलपन, हृदय की धड़कन,

चक्कर आना, हिस्टीरिया, गठिया (जोड़ों का दर्द), खुजली के रोग, दाद, फोड़े-फुंसियां
पेट संबंधी रोग 65
कब्ज, आमाशय का दर्द, वायु रोग (गैस का रोग) संग्रहणी, तिल्ली बढ़ना, जिगर बढ़ना, पेचिश, अतिसार और डायरिया, हिचकी, अपच, पेट के कीड़े, भूख की कमी, प्यास
बच्चों के रोग 77
कुकुर खांसी, सूखा रोग, अफारा, पेट-दर्द, कब्ज, दस्त होना, गर्मी के दस्त, रोहे (कुकरे)
स्त्रियों के सामान्य और विशेष रोग 82
माहवारी संबंधी विकार, माहवारी खून का बन्द हो जाना, श्वेत प्रदर (ल्यूकोरिया), बांझपन, गर्भवती के रोग, गर्भपात, बच्चे के जन्म लेने में कठिनाई।
पुरुषों के विशेष रोग 88
पुरुषत्व का ह्रास, स्वप्न-दोष, शीघ्र-पतन (वीर्यपतन)
फल-सब्जी आदि का उपयोग 90
लहसुन, अदरक, मूली, आंवला, गाजर, नींबू, इमली, आम, जीरा, नमक, मेथी, राई, सौंफ, हल्दी, हींग, अजवायन, लौंग, पानी, दूध, सिरका, दही, चूना, तुलसी, ईसबगोल, तारपीन, शहद
कुछ उपयोगी योगासन 119
प्राणायाम का महत्व 124
थकान से बचिए विश्राम कीजिए 126
कुछ महत्त्वपूर्ण घरेलू उपचार 132
मुख रोग 136
खांसी 144
दर्द 149
शहद 155
विभिन्न तेल 156
कुछ महत्त्वपूर्ण घरेलू उपचार 158
आतशक 162
पेशाब में जलन 163
शुगर (मधुमेह) रोग 168

स्वास्थ्य के लिए जरूरी बातें

स्वस्थ और निरोग रहने के लिए स्वच्छ और पौष्टिक भोजन लेना बहुत आवश्यक होता है। भोजन में पौष्टिक तत्वों की कमी के कारण कई बीमारियां हो जाती हैं। पौष्टिक भोजन शरीर को स्वस्थ तो रखता ही है, साथ ही शारीरिक विकास और उससे बीमारी के कीटाणुओं से लड़ने की शक्ति भी प्रदान करता है।

लेकिन स्वास्थ्य बनाये रखने के लिए केवल पौष्टिक भोजन लेने से ही काम नहीं चलता और भी बहुत–सी सावधानियां रखनी आवश्यक हैं। जैसे समय पर शौच जाना, नहाना, पूरी नींद लेना, व्यायाम करना आदि।

सबसे पहले हम इस बात पर विचार करें कि आखिर हम स्वस्थ किसे मानें? स्वस्थ मनुष्य की परिभाषा क्या है?

हमारे प्राचीन ग्रंथ 'चरक संहिता' में कहा गया है, जिस मनुष्य के वात, पित्त और कफ दोष अपने–अपने शरीर की प्रकृति के अनुरूप सम दशा में हैं, उदर–अग्नि, पाचन क्रिया को उचित रूप से क्रियाशील रखती है, शरीर के धारक रस, रक्त–मांस, मज्जा, मेद, अस्थि और वीर्य धातुएं अपने–अपने अनुपात में ठीक हैं तथा मल–विसर्जन की क्रिया नियमित रुप से होती है–उपर्युक्त शारीरिक क्रियाओं के सुचारू रुप से होने से जिसका मन, आत्मा तथा समस्त इंद्रियां प्रसन्न हैं, वह मनुष्य स्वस्थ कहलाता है।

स्व+स्थ = स्वस्थ अर्थात् जो अपने आप में स्थित हो वह। दूसरे अर्थ में जिस मनुष्य के समस्त अंग सुचारू रुप से कार्य कर रहे हों, जिसे व्यक्तिगत कार्यों के लिए किसी के सहारे की जरुरत न हो वह स्वस्थ मनुष्य कहलाता है।

शरीर का स्वास्थ्य मुख्य चार बातों पर निर्भर होता है–(1) भोजन (2) व्यायाम (3) ब्रह्मचर्य तथा (4) नींद। इनके ठीक होने पर शरीर के अंग ठीक

प्रकार से कार्य करते रहते हैं तथा शरीर का विकास और संरक्षण भी ठीक प्रकार से होता रहता है। हम अपने प्रत्येक कार्य के लिए शरीर के अंगों का उपयोग करते हैं। फलस्वरूप शरीर की शक्ति या शरीर का क्षय होता है। इसकी पूर्ति तथा शरीर विकास के लिए हमें फिर से शक्ति संचय करना होता है—और इसके लिए पौष्टिक भोजन की आवश्यकता होती है। भोजन—रस—रक्त तथा ऊर्जा में परिणत होकर शरीर को शक्ति देकर उसका भाग बन जाता है।

भोजन

शारीरिक विकास के लिए तथा स्वास्थ्य के लिए घी, फल, दूध आदि खाद्य पदार्थ पाचनशक्ति और वात, पित्त तथा प्रकृति के अनुरूप ग्रहण करने चाहिए। पौष्टिक भोजन ग्रहण करने से ही शरीर का पूर्ण विकास संभव होता है। ये पोषक तत्व ही विटामिन ए, बी, सी, डी, आदि के नाम से जाने जाते हैं जिनका विस्तार से वर्णन हम आगे करेंगे।

हम प्रतिदिन जो भोजन ग्रहण करते हैं, वह जब पूर्ण रूप से पच जाता है तो उससे हमें अच्छी मात्रा में रस, ऊर्जा तथा धातुओं का परिमाक होता है। जिस मनुष्य की पाचन शक्ति जितनी सुदृढ़ होगी, वह भोज्य पदार्थों से उतनी ही अधिक मात्रा में पोषक तत्व ग्रहण करने में सक्षम होता है और रोगाणुओं का मुकाबला करने में उसका शरीर अपेक्षाकृत अधिक समर्थ होता है।

इस प्रकार शरीर को निरोग और स्वस्थ रखने के लिए उचित मात्रा में पौष्टिक भोजन ग्रहण करना अनिवार्य होता है।

व्यायाम का महत्व

भोजन को पचाने और उससे अधिक से अधिक रस और ऊर्जा प्राप्त करने के लिए भोजन को शरीर का अंग बनाने के लिए व्यायाम नितांत आवश्यक है व्यायाम से हमें अतिरिक्त शक्ति, बल तथा शारीरिक ऊर्जा प्राप्त होती है।

अधिकतर हम पौष्टिक और स्वास्थ्यवर्धक भोजन पर तो ध्यान देते हैं, पर उसे पूर्ण रुप से पचाने के लिए व्यायाम के महत्व को नहीं समझते। इसका नतीजा यह होता है कि भोजन से पर्याप्त रस शरीर को नहीं मिल पाता और वह मल द्वारा व्यर्थ चला जाता है। इस प्रकार पौष्टिक भोजन का एक प्रकार से अपव्यय ही होता है। एक साधारण गरीब आदमी भी इतना

भोजन तो प्राप्त कर ही लेता है कि वह थोड़ा व्यायाम कर उससे अतिरिक्त रस–ऊर्जा और शक्ति प्राप्त कर सके। अतः यह समझना है कि व्यायाम करने के लिए हमें और अच्छा बढ़िया भोजन करना चाहिए, गलत है। घी, दूध, फल, बादाम, आदि जरूरी नहीं। अतः भोजन चाहे बहुत बढ़िया हो या साधारण, व्यायाम तो करना ही चाहिए। साधारण भोजन को भी इस प्रकार संतुलित भोजन बनाया जा सकता है, जिससे शरीर में सभी पोषक तत्व (विटामिन्स और खनिज पदार्थ तथा प्रोटीन आदि) जरूरत के मुताबिक पहुंचते रहें।

जिस तरह पौधों में खाद तथा पानी देकर नियमित गुड़ाई करने से खाद मिट्टी में मिलकर अधिक शक्ति देती है, उसी तरह भोजन के साथ व्यायाम करने से भोज्य पदार्थ से अधिक–से–अधिक रस प्राप्त होता है और शरीर का अंग बनकर स्वास्थ्य के विकास में योग देता है जिस प्रकार शुद्ध से शुद्ध दूध से भी बिना मथे मक्खन नहीं निकलता, उसी तरह बिना व्यायाम के अच्छे से अच्छे पौष्टिक भोजन से भी उचित मात्रा में रस प्राप्त नहीं होता। रोगों के कीटाणुओं से लड़ने के लिए शरीर का स्वस्थ होना नितांत आवश्यक है। रोग अक्सर कमजोर लोगों को ही घेरते हैं।

प्रतिदिन नियमित रुप से 15-20 मिनट व्यायाम करने से ही शरीर में शक्ति, स्फूर्ति, उत्साह, और सामर्थ्य की वृद्धि होती है और शरीर निरोग बना रहता है। नियमित रुप से व्यायाम करने वाला व्यक्ति समय पर शारीरिक श्रम भी कर लेता है और थकता भी नहीं क्योंकि उसका शरीर श्रम करने का अभ्यस्त हो जाता है। व्यायाम से उसके शरीर में लचक, और शक्ति सामर्थ्य बनी रहती है, मांस पेशियो मे लोच होता है। शरीर का प्रत्येक अंग कसा–गठा और अपने अनुपात के अनुसार पुष्ट रहता है, जबकि खूब खाने वाला व्यक्ति भी व्यायाम के अभाव में कमजोर और बेडौल शरीर का हो जाता है। मोटे लोग इसी श्रेणी में आते हैं। वे जितना खाते हैं, उतना पचा नहीं पाते।

फलस्वरूप भोजन उनके शरीर में रुक जाता है और शरीर को स्थूल बना देता है।

निद्रा

शारीरिक–विकास और स्वास्थ्य के साथ निद्रा का महत्वपूर्ण संबंध है। पूर्ण निद्रा लेने से शरीर का विकास होता है। जाग्रत अवस्था में काम करने

से शरीर के स्नायु–तन्तुओं में थकान और तनाव आ जाता है। इस थकान को दूर करने के लिए पर्याप्त नींद लेना अत्यंत आवश्यक है ताकि शरीर फिर से कार्य करने की क्षमता प्राप्त कर सके। यदि पूर्ण नींद न ली जाए या एक–दो दिन न सोया जाए तो शरीर अशक्त हो जाता है और उसमें काम करने की क्षमता नहीं रहती। एक बार बिना भोजन के व्यक्ति कार्य कर सकता है, पर बिना नींद के कार्य नहीं किया जा सकता। नींद की कमी से शरीर अस्वस्थ हो जाता है। ऐसे में बीमारियां जल्दी आ घेरती हैं।

अतः पूरी नींद (एक सामान्य स्वस्थ व्यक्ति के लिए कम–से–कम छः घण्टे अवश्य लेनी चाहिए)। जीवन के विकास और उद्देश्यों की पूर्ति के लिए स्वस्थ शरीर एक वरदान है।

ब्रह्मचर्य

हम जो भोजन करते हैं उससे रस, रस से रक्त और मांस–और अंत में वीर्य धातु का निर्माण होता है। वीर्य को शरीर का सबसे अनमोल रत्न माना गया है। यह शरीर का बॉडीगार्ड, सम्पत्ति और शरीर रूपी भवन की नींव होता है वीर्य के कारण ही शरीर में तेज, कान्ति, आकर्षण, शक्ति, कर्मशीलता, आरोग्य, सौन्दर्य, उत्साह और दीर्घ जीवन की प्राप्ति होती है। वीर्य की कमी से शरीर दुर्बल, अशक्त और तेजहीन हो जाता है।

अतएव वीर्य संरक्षण बहुत ही आवश्यक होता है। वीर्य का उपयोग विवाहित जीवन के समय संतान उत्पन्न करने के लिए ही होना चाहिए। व्यर्थ वीर्य का नाश करने से जीवन और शरीर दोनों की ही उम्र कम होती है जिस प्रकार पौष्टिक और स्वादिष्ट भोजन शरीर के अनुपात और श्रम के अनुसार लाभ पहुंचाता है। बहुत ज्यादा खाने से पौष्टिक भोजन भी नुकसान पहुंचाता है। उसी प्रकार वीर्य भी शारीरिक क्षमता के अनुसार ही व्यय किया जाना चाहिए। इसमें शरीर को लाभ ही होता है।

शरीर में वीर्य अपनी सीमित अवस्था में ही विद्यमान होता है। अधिक वीर्य एकत्र हो जाने पर वह स्वप्नदोष के माध्यम से बाहर निकल जाता है। वीर्य बाहर निकलने की यह एक प्राकृतिक स्थिति है। इससे तनिक भी विचलित नहीं होना चाहिए।

क्योंकि इसका शरीर पर कोई प्रतिकूल प्रभाव नहीं पड़ता। हां, यदि स्वप्नदोष अधिक बार आने लगे तो अवश्य ही हानिकारक होता है। इसे रोकने के लिए गर्म मसाले वाले खाद्य पदार्थों का सेवन कम करके ठंडे और कम मसाले वाले पदार्थो का सेवन करना चाहिए। गर्म, खट्टे पदार्थ उत्तेजना

उत्पन्न करते हैं। उत्तेजना से वीर्य–क्षरण बार–बार होता है।

अतः वीर्य का व्यय सीमित और उचित उद्देश्य के लिए ही करना स्वास्थ्यप्रद होता है।

इस प्रकार स्वस्थ, निरोग शरीर तथा दीर्घ आयु प्राप्त करने के लिए पौष्टिक भोजन, व्यायाम, निद्रा और ब्रह्मचर्य–इन चार बातों पर ध्यान देना आवश्यक है।

ध्यान रखिए पौष्टिक भोजन का अर्थ महंगा भोजन कतई नहीं है। गरीब से गरीब व्यक्ति भी इसे प्राप्त कर सकता है, बशर्ते वह यह जानता हो कि किन–किन खाद्य पदार्थों को भोजन में नियमित रूप से शामिल किया जाए।

व्यायाम करने में कोई व्यय नहीं होता। शरीर की क्षमता के अनुकूल ही व्यायाम करें। अधिक थकाने की स्थिति तक व्यायाम न करें। शरीर को स्वस्थ, निरोग रखने के लिए थोड़ा ही किन्तु नियमित व्यायाम करने की आदत डालें।

नींद नियमित रूप से पूरी लें। यह शरीर के लिए नितांत आवश्यक है वीर्य को उचित उद्देश्य के लिए व्यय करना हानिकारक नहीं होता है और न ही स्वास्थ्य पर इसका प्रतिकूल प्रभाव होता है।

❑❑❑

स्वस्थ रहने के लिए पोषक तत्व

अच्छे स्वास्थ्य के लिए पौष्टिक भोजन की जरूरत होती है। पौष्टिक भोजन से अर्थ है वह भोजन जिसमें विटामिन्स, खनिज पदार्थ, वसा, प्रोटीन, कार्बोहाइड्रेट आदि पोषक तत्व शरीर की आवश्यकता के हिसाब से अपने सही अनुपात में विद्यमान हों।

विगत शताब्दी में यह तथ्य सामने आये हैं कि कुछ विशेष पोषक तत्वों के अभाव में कुछ बीमारियां हो जाती हैं। इस शताब्दी के आरम्भ में इन पोषक तत्वों (विटामिनों) के महत्व के बारे में पता चला कि ये शरीर के अंगों के पोषण में किस तरह की भूमिका निभाते हैं। किस पोषक तत्व की कमी से कौन सी बीमारी हो जाती हैं या शरीर के किस अंग पर बुरा प्रभाव पड़ता है, यह पता लगने पर भोजन में उन पोषक तत्वों की उपस्थिति को आवश्यक रूप से सम्मिलित किया गया है।

हालांकि पोषक तत्वों की कमी से होने वाली बीमारियों को दूर करने की औषधियों का आविष्कार हमने कर लिया है, पर हम बीमारी को आने का मौका ही क्यों दें ? भोजन में उन विशेष तत्वों को सम्मिलित कर क्यों न अपने शरीर को निरोग और स्वस्थ, बनाये रखें।

शरीर की विभिन्न अनगिनत कोशिकाओं को विभिन्न विटामिनों की आवश्यकता होती है। वैज्ञानिकों की राय में हमारे शरीर को 45 पोषक तत्वों की आवश्यकता होती है।

आइए कुछ विशेष पोषक तत्वों के बारे में विचार करें।

प्रोटीन

प्रोटीन हमारे शरीर के लिए सबसे आवश्यक पोषक तत्व है शरीर की त्वचा, हड्डियां, मांसपेशियां तथा अनेक अंग प्रोटीन के बने होते हैं। 23 प्रकार के प्रोटीन के घटक अमीनों की हमारे शरीर को जरूरत होती हैं इनमें से केवल 8 प्रकार के अमीनों को सेवन करने की हमें आवश्यकता पड़ती है, बाकी अमीनों का निर्माण हमारा शरीर स्वतः कर लेता है। शरीर के अंदर जाकर प्रोटीन के ये घटक अमीनो अम्लों में परिवर्तित हो जाते हैं।

प्रोटीन सभी प्रकार के मांस–अण्डों में, दूध, गेंहू, चावल, दाल, मक्का, ज्वार, बाजार आदि में पर्याप्त मात्रा में विद्यमान होता है।

एक सामान्य व्यक्ति को उसके प्रति किलो वजन के लिए कम से कम एक ग्राम प्रोटीन की आवश्यकता होती है बढ़ते बच्चों के लिए प्रति किलो पर दो ग्राम प्रोटीन की आवश्यकता होती है।

मूंगफली में 27%, दालों में 18%, मांस में 25%, बादाम में 18%, अण्डे में 27% प्रोटीन होता है।

कार्बोहाइड्रेट

शरीर को शक्ति (ऊर्जा) देने के लिए कार्बोहाइड्रेट का भोजन में होना बहुत जरूरी है। कार्बोहाइड्रेट चावल (बिना पालिश किया हुआ), गेंहू, दाल, चीनी, केले, आलू आदि खाद्य पदार्थों में होता है। यदि रक्त में पर्याप्त शक्कर न हो तो दिमाग ठीक तरह से कार्य नहीं करता। यदि पर्याप्त मात्रा में (प्रति किलोग्राम शारीरिक वजन के लिए 4-5 ग्राम कार्बोहाइड्रेट) नहीं लिये गये तो शरीर में उपस्थित वसा (फेट्स) का भण्डार खर्च होने लगता है। कार्बोहाइड्रेट की कमी से मधुमेह आदि रोग हो जाते हैं।

वसा

भोजन में वसा का होना नितान्त जरूरी है। वैसे भी वसा ग्लूकोज से बन जाता है, पर लाइनोलिनिक और लीनोलिक वसा अम्ल आहार में अलग

से होने चाहिए। क्योंकि ये ग्लूकोज आदि नहीं बन पाते। अतः ये अम्ल प्राप्त करने के लिए हमे वनस्पति तेलों का सेवन करना चाहिए। परन्तु अधिक लेने से शरीर को नुकसान पहुंचता है। कारण उसे पचाने के लिए हम उतना परिश्रम नहीं कर पाते। आरामतलब लोगों के लिए तो यह बहुत ही कम मात्रा में लेना चाहिए। मक्खन, घी, वनस्पति तेल, मछली, मांस आदि में वसा होता है।

विटामिन

अब हम विटामिनों पर चर्चा करेंगे। अनिवार्य विटामिन हैं ए, बी, सी, डी, ई, तथा के और पी। इन सभी को हमारे शरीर में ठीक अनुपात में होना चाहिए।

विटामिन विशिष्ट प्रकार के एमीन वर्ग के रसायन हैं जो अलग–अलग पदार्थों से प्राप्त किये जाते हैं। विटामिन स्वयं ऊर्जा के स्रोत नहीं हैं। इनकी भूमिका शरीर में भोजन पचाने वाले एन्जाइमों की सहायता करना होता है। विटामिनों को प्राकृतिक रूप में ही लिया जाये तो अच्छा है। किसी विशेष विटामिन की कमी होने से वह गोलियों, कैप्सूलों के रूप में लिया जा सकता है।

विटामिन दो प्रकार के होते हैं। एक तो वे जो चर्बी में घुल मिलकर शरीर में रह जाते हैं, दूसरे वे जो पानी में घुलकर पेशाब के रास्ते से बाहर निकल जाते हैं। अतः पहले प्रकार के विटामिनों को रोज लेना जरूरी नहीं होता, क्योंकि ये शरीर में विद्यमान रहते हैं। दूसरे प्रकार के विटामिनों को रोज लेना आवश्यक होता है। जैसे विटामिन बी काम्प्लेक्स तथा विटामिन सी।

विटामिन 'ए'–यह विटामिन मछली, मछली के तेल, अण्डे, मक्खन, पीली सब्जियों, दूध आदि में पाया जाता है। इसकी कमी से त्वचा शुष्क हो जाती है, आंखों में दर्द, रतौंधी आदि रोग हो जाता है। इसकी अधिकता से बाल झड़ते हैं, हड्डियों में दर्द, मितली, तथा मिजाज चिड़चिड़ा हो जाता है।

विटामिन 'ए' त्वचा, हारमोन तथा हड्डियां बनाने की क्रिया में सहायक होता है। संक्रमण के विरुद्ध शरीर की प्रतिरोधी शक्ति के लिए भी यह आवश्यक होता है। यह लीवर में विद्यमान रहता है अतः रक्त को शुद्ध करने में तथा खाद्य पदार्थो के विषैले प्रभाव को नष्ट करने में इसकी मुख्य भूमिका होती है। इस विटामिन को प्रायः प्राकृतिक रूप में ही लिया जाना चाहिए।

विटामिन 'बी' काम्प्लेक्स–विटामिन 'बी' काम्प्लेक्स कई विटामिनों का समूह है। ये विटामिन समूह प्राकृतिक रूप में अक्सर एक साथ प्राप्त हो जाते हैं।

बी-1—चावल की चोकर, सोयाबीन, बादाम, सुपारी, नारियल तथा लीवर आदि में होता है। इसकी कमी से पाचन क्रिया में गड़बड़ी, पेशियों में ढीलापन, वजन कम होना, अनिद्रा भुलक्कड़पन तथा बेरी–बेरी आदि रोग हो जाते हैं। शरीर की केन्द्रीय तंत्रिकाओं को सुचारू रूप से काम करने में यह सहायता देता है।

बी-2—यह खमीर वाले पदार्थो में, गुर्दे, गेहूं, चोकर आदि में पाया जाता है। इसकी कमी से होंठ तथा मुंख सूखता है, त्वचा में सूजन, जीभ लाल पड़ जाती है। आंतों में उपस्थित लौह अंश को पचाने में यह विशेष रूप से सहायता देता है।

बी-3—यह खमीर, अण्डे, गुर्दे, पीनट्स, आदि में पाया जाता है। इसकी कमी से पाचन क्रिया में गड़बड़ी, नर्वसनेस, डायरिया आदि रोग हो जाते हैं। यह रक्त में कोलेस्टरोल की मात्रा को कम करता है। रक्त में थक्के नहीं पड़ने देता, रक्त की लाली में वृद्धि करता है।

बी-4—यह लाल रक्त के कणों की परिपक्वता के लिए न्यूक्लियो प्रोटीन नामक प्रोटीन घटक के निर्माण में विशेष सहायक होता है।

बी-5—यह यीस्ट (खमीर), गुर्दे, अण्डे, मछली तथा पीनट्स आदि में मिलता है। इसकी कमी से हृदय रोग, डिप्रेशन, थकान, सिरदर्द तथा मांस पेशियों में तनाव रहता है।

बी-6—यह विटामिट घटक गोमांस, सुअर का जिगर, केले, नाशपाती आदि में होता है इसकी कमी से पाचन शक्ति कमजोर, त्वचा तथा मुंख संबंधी रोग, अंधापन आदि व्याधियां हो जाती हैं यह मस्तिष्क को सुचारू रूप से कार्य करने में सहायता देता है। रक्त में हीमोग्लोबिन कण बनाने में सहायक है। मासिक धर्म की गड़बड़ियां ठीक करने में सहायक होता है। इसे 'प्रोटीन विटामिन' भी कहा जाता है क्योंकि इसकी उपस्थिति में ही प्रोटीन का समुचित उपयोग हो पाता है।

बी-12—यह गुर्दे, अण्डे की जर्दी, मछली आदि में होता है। इसकी कमी से रक्त संबंधी रोग हो जाते हैं। धमनियां कड़ी पड़ जाती हैं। यह आमाशय को ठीक काम करने में सहायता देता है। शारीरिक तथा मानसिक थकान को दूर करता है। वृद्धावस्था में इसका सेवन अधिक आवश्यक होता है।

बायोटिन—यह अनाज के दानों में, खमीर में, सुअर के जिगर में अधिक मात्रा में होता है। इसकी कमी से पक्षाघात, हृदय सम्बंधी रोग हो जाते हैं। यह चर्बी, कार्बोहाइड्रेट तथा प्रोटीन को पचाने में सहायक होता है।

इनसिटोल—यह मांस तथा मटर में अधिक होता है और शारीरिक वृद्धि में सहायक होता है।

फोलिक एसिड—यह मसूर की दाल, सेम, पालक, गेहूं, खमीर, चुकन्दर

की पत्तियों में होता हैं। इसकी कमी से रक्त के सफेद कणों में कमी आ जाती है नर्वसनेस, एनीमिया आदि रोग हो जाते हैं। यह गर्भ में स्थित बच्चें के स्नायुतंत्रों को स्वस्थ रखता है।

पी. ए. बी. ए.—लीवर, खमीर, भूरे चावलों में अधिक पाया जाता है और बालों को सफेद होने से रोकता है। त्वचा के कैंसर से बचाव रखता है असमय बुढ़ापा नहीं आने देता।

कोलिन—यह लीवर, अण्डे आदि में पाया जाता है इसकी कमी से लीवर के रोग हो जाते हैं यह शरीर में थायराइड ग्रन्थि से उत्पन्न हारमोन के उत्पादन तथा कार्य संचालन में सहायता करता है।

विटामिन 'सी'—यह विटामिन, खट्टे फलों, टमाटर, स्ट्रांबेरी, आलू, हरा धनिया, हरी मिर्च, आदि में पाया जाता है। इसकी कमी से दांतों में सड़न, मसूड़ो से खून निकलना, जोड़ों में दर्द, संक्रामक रोग, स्कर्वी आदि रोग हो जाते हैं तथा शरीर के घावों के भरने में देर लगती है। यह विटामिन शरीर में एक विशेष महत्वपूर्ण रसायन 'कोलगेन' के उत्पादन में सहायक होता है। सर्दी–जुकाम, मानसिक बीमारियों, अल्सर, आदि रोग दूर करता है साथ ही शरीर को जहर के कुप्रभाव से दूर रखता है।

विटामिन 'डी'—यह विटामिन सूर्य की किरणों, अण्डे की जर्दी, मछली में पाया जाता है। इसकी कमी से जोड़ों में दर्द, धमनियां कड़ी पड़ना, पाचनशक्ति का बिगड़ना, भार कम हो जाना, मांस पेशियों में ऐंठन आदि रोग हो जाते है। यह विटामिन हड्डियों को मजबूत व स्वस्थ बनाता है।

विटामिन 'ई'—यह विटामिन गेहूं, वनस्पति तेल, अंकुरित सेम, खमीर, अण्डे, बंद गोभी, पालक आदि में पाया जाता है। इसकी कमी से मांस पेशियां कमजोर पड़ना, लीवर की बीमारी, प्रजनन कोषों में टूट–फूट आदि रोग हो जाते हैं। यह शरीर में शुक्राणुओं (मनुष्य के वीर्य के कीटाणु) को स्वस्थ बनाता है। मासिक धर्म को ठीक रखता है यह आक्सीजन को शरीर में संग्रहीत करने में सहायक होता है।

विटामिन 'के'— यह हरी पत्तियों, हरी सब्जियों, टमाटर, गेहूं के चोकर, मक्का आदि में होता है। इसकी कमी से रक्तस्त्राव होने का डर रहता है। शरीर के किसी हिस्से से खून निकलने से रोकने के लिए यह सहायक होता है।

इस प्रकार विटामिन हमारे शरीर को रोगों से बचाने में सहायक होते हैं। अतः भोजन में इनकी संतुलित मात्रा आवश्यक होती है जो विटामिनों की कमी को दूर कर दे।

❑❑❑

आकस्मिक दुर्घटनाएं

आकस्मिक दुर्घटनाएं अक्सर हो जाया करती हैं। अचानक गिर जाना, मोच या चोट आ जाना, जल जाना, पानी में डूब जाना, आंख, नाक, कान में कुछ चला जाना आदि। इससे निपटने के लिए आपको सदैव तैयार रहना चाहिए और ऐसी स्थिति में रोगी की प्राथमिक चिकित्सा कैसे की जाए इन सब बातों की जानकारी आवश्यक है। गंभीर स्थिति में तो डाक्टर की सहायता आवश्यक होती है, फिर भी प्राथमिक चिकित्सा हो जाने से रोग काबू में आ जाते हैं।

यहां हम कुछ संभावित दुर्घटनाओं के बारे में आपको बता रहे हैं—

आंख में कुछ गिर जाना

कई बार आंख में हवा चलने से तिनका या धूलकण चले जाते हैं या फिर मच्छर आदि कीट अचानक आंख में चले जाते हैं अथवा रेल—बस यात्रा में आंख में कोयले का कण या धूल चली जाती है। ऐसे में आंख में बहुत जलन होती है। आंख से पानी निकलने लगता है तथा लाल हो जाती है खोलने और बन्द करने में कष्ट होता है।

आंख में यदि मच्छर, भुनगा या कोई धूल—कण चला जाये तो हाथ से आंख को मलना या रगड़ना नहीं चाहिए। अन्यथा आंख में घाव या संक्रमण हो जाने का खतरा हो जाता है। रोगी को लिटाकर आंख की पलक का पपोटा ऊपर की ओर उलट दें ताकि आंख में पड़ी वस्तु दिखाई दे और आसानी से निकाली जा सके। किसी साफ, मुलायम कपड़े या रुई की सहायता से आंख में गिरी वस्तु निकाल दें। फिर साफ पानी से आंख धोकर गुलाबजल की एक—दो बूंद डाल दें।

यदि आंख में गिरी हुई वस्तु दिखाई न दे या सूक्ष्म होने के कारण निकालने में कठिनाई हो तो एक बड़े बर्तन में साफ पानी भर लें और रोगी का सिर उसमें आंख तक डुबाकर उससे बार—बार आंख खोलने और बंद करने को कहें। आंख में पड़ी वस्तु पानी में निकल जाएगी दूसरी रीति में

आंख में घी (शुद्ध) लगाकर रुई का फाहा रखकर पट्टी बांध दें। सुबह मैल के साथ वस्तु बाहर आ जाएगी।

यदि आंख में आतिशबाजी का जलता कण या कोयले की चिंगारी पड़ जाए तो दो–तीन बूंद अरण्डी के तेल की डालकर पट्टी बांध दें। दो–तीन घण्टे बाद कण बाहर आ जाएगा तथा जलन शांत हो जाएगी। यदि घाव या दाग हो गया हो तो चिकित्सक के पास तुरन्त ले जाएं।

आंख में लोहे का बुरादा पड़ जाने पर आंख की पलक ऊपर उठाकर चुम्बक को आंख के ऊपर लाएं। लोहे का कण खिंचकर चुम्बक से चिपक जाएगा। बाद में गुलाबजल की कुछ बूंदें डालकर कुछ देर आंख बंद रखें तो आराम मिलेगा।

यदि आंख में गरम घी या तेल का छींटा पड़ जाए तो नारियल के तेल में बराबर मात्रा में चूने का पानी मिलाएं और उसमें रुई भिगोकर आंख पर रखें।

आंख में सफेदी करते समय कई बार चूने का छींटा गिर जाता है ऐसे में तुरन्त आंख को स्वच्छ पानी से धो लें और बाद में अरण्डी का तेल या ग्लिसरीन की कुछ बूंदें डाल लें।

इन सब तकलीफों में आंख अक्सर लाल हो जाती है और जलन होती है। इसे दूर करने के लिए आंख में अण्डे की सफेदी, शुद्ध घी अथवा स्त्री के दूध की दो–चार बूंदें डालकर आंख बंद करके कुछ घण्टे आराम करें। जलन व लाली में आराम आ जाएगा।

गले में कुछ अटक जाना

अक्सर छोटे बच्चे खेल–खेल में कोई वस्तु निगल लेते हैं। बड़ों के साथ भी ऐसी दुर्घटना अक्सर हो जाती है। ऐसे में सांस अवरुद्ध हो जाती है घबराहट बढ़ जाती है तथा मुंह से झाग आने लगता है और बेहोशी आ जाती है।

यदि बच्चा कोई वस्तु (पैसा, गोली, सीटी आदि) निगल गया है तो पहले उसका मुंह जमीन की ओर नीचा कर अंगुलियां मुंह में डालकर वस्तु को निकालने की कोशिश करें। यदि वस्तु पकड़ से बाहर हो तो बच्चे को उल्टा लिटाकर पीट और गर्दन पर थपकी दें। गले में फंसी वस्तु बाहर की ओर खिसक आएगी। तब अंगुली से या चिमटी से पकड़कर बाहर निकाल लें। यदि चीज काफी अंदर फंसी हो तो बच्चे को पैरों से पकड़कर उलटा लटकाएं और पीठ व गर्दन पर थपकी दें। यदि तब भी वह बाहर न निकले

तो उबला आलू, चावल जैसा पदार्थ खिलाएं अथवा गर्म दूध या पानी पिलायें ताकि गले में फंसी वस्तु पेट में अन्दर चली जाये। पाखाने के रास्ते वह वस्तु बाद में आसानी से निकल जाती है। यह जांच करना आवश्यक है कि वस्तु पाखाने के रास्ते निकल गयी या नहीं। कई बार दो–तीन दिन लग जाते हैं यदि वस्तु न निकले तो डाक्टर को अवश्य दिखायें। भूलकर भी दस्त न करायें।

कई बार मांसाहारी व्यक्तियों के गले में हड्डी का टुकड़ा या मछली का कांटा अटक जाता है। उसे निकालने के लिए उबला आलू निगलने को दें अथवा रोटी का बड़ा टुकड़ा घी में डुबोकर निगलने को दें ताकि कांटा या हड्डी का टुकड़ा इनके साथ फंसकर पेट में पहुंच जाये। यदि कांटा ऐसा फंस जाए कि निकल न पाए तो तुरन्त डाक्टरी सहायता लें।

कान में अनचाहे कुछ चला जाये तो

यह दुर्घटना अक्सर बच्चों के साथ घटित होती है। वे खेल–खेल में कोई छोटी वस्तु कान में घुसा लेते हैं। फिर उसे निकालने के प्रयास में और अंदर कर लेते हैं।

ऐसे में चिमटी आदि में फंसी वस्तु निकालनी चाहिए। चिमटी न हो तो सलाई या सूखी मिर्च की मुड़ी हुई डंडी में वस्तु फंसाकर बाहर निकाल देना चाहिए यदि वस्तु निकल न पा रही हो तो कान में सरसों या तिल का तेल टपकाएं ताकि चिकनाहट से वस्तु निकल सके। यदि और अन्दर चली जाए तो डाक्टर के पास ले जाएं।

यदि कान में कोई कीड़ा घुस गया हो तो कान को जमीन की ओर करके हिलाएं। यदि कीड़ा फिर भी न निकले तो कान में गरम (बहुत ज्यादा गरम नहीं) तेल डालें ताकि कीड़ा मर जाये। क्योंकि जब तक कीड़ा मरेगा नहीं, वह कान में फड़फड़ाता रहेगा और कान दर्द करेगा। फिर कान में पानी की पिचकारी छोड़ें और कान जमीन की ओर किये रहें, मरा कीड़ा बाहर निकल जाएगा।

कान में यदि पानी चला जाए तो कान नीचे की ओर करके कान को हिलाएं, पानी बाहर निकल जाएगा या फिर स्याही सोख कागज की बत्ती (ब्लाटिंग–पेपर) बनाकर कान में घुमाएं, स्याही सोख पानी सोख लेगा। खाली पिचकारी कान में लगाकर पम्प बाहर खींचें। पानी पिचकारी में आ जाएगा।

नाक में कुछ फंस जाने पर

बच्चे खेल–खेल में नाक में चना, कंचा या कंकड़ आदि डाल लेते हैं। ऐसे में बच्चों से नाक छिनकवाएं। किसी मुड़ी हुई सींक या चिमटी से वस्तु पकड़कर बाहर निकाल लें। या बच्चे के मुंह से सांस दिलवाकर उसका मुंह बंद कर पेट के बल लिटा दें और पीठ झटके से दबाएं। इससे बच्चे की नाक से हवा तीव्र गति से बाहर निकलेगी और वस्तु बाहर निकल जाएगी। ध्यान रखें बच्चे को मुंह–नाक से सांस लेने का मौका देते रहें।

छींक लाने वाली नकसीर या लाल मिर्च सुंघाकर बच्चे को छींक दिलवाकर भी वस्तु निकाली जा सकती है।

हाथ-पैरों में कांटा आदि चुभ जाये तो

यह दुर्घटना आमतौर पर घट जाया करती है। अतः सावधानी के तौर पर पैरों में घर की चप्पलें या जूते आदि पहने रहना चाहिए। बच्चों को खेलने भेजें तो जूते, सैंडिल या चप्पल अवश्य पहना दें।

यदि पैर में कांटा या सुई–पिन चुभ जाए तो उसे बिल्कुल सीधा खींचकर निकालें। टेढ़ा खींचने पर कांटा टूटकर अंदर रह जाने का भय रहता है। अथवा पिन या सुई टेढ़ी खींचने पर घाव बढ़ा देती है और दर्द भी तीव्र होता है। कांटा या सुई निकालकर उस स्थान को थोड़ा दबाकर खून की दो चार बूंदें बाहर निकाल दें, ताकि संक्रमण का डर समाप्त हो पाए। फिर स्पिरिट अथवा टिंचर आयोडीन को रुई में भीगोकर घाव पर लगाएं। रुई पर घी लगाकर भी घाव पर रखा जा सकता है घाव पर मिट्टी न लगने दें, पट्टी अवश्य बांध दें।

यदि कांटा टूट जाए या गहरा चुभ जाए और निकलने में कठिनाई हो तो थोड़े से तम्बाकू में आक का दूध मिलाकर घाव पर बांध दें। दो–तीन बार बांधने से कांटा ऊपर उभर जाएगा। उसे चिमटी से निकाल दें।

सुई या पिन को चुम्बक की सहायता से भी निकाला जा सकता है।

कांच चुभ जाने पर

कांच का टुकड़ा चुभ जाने पर उस जगह पिन या सुई से कुरेदकर कांच निकालें। कांच के बारीक टुकड़ों को कपड़ा गीला करके उस स्थान पर रखकर उठाएं, कांच के टुकड़े चिपककर आ जाएंगे। कांच निकल जाने पर घी में हल्दी मिलाकर घाव पर बांधें। टिंक्चर आयोडीन भी लगायी जा सकती है। यदि कांच के कई बारीक टुकड़े अंदर चुभे हों, तो डाक्टर को शीघ्र दिखाएं।

चोट लगने पर

यदि शरीर के किसी अंग पर चोट लग गयी हो तो उस व्यक्ति को तुरन्त प्राथमिक चिकित्सा की आवश्यकता पड़ती है।

शरीर का मांस छिल गया हो तो उस जगह स्पिरिट का फाया लगाएं। यदि स्पिरिट न हो तो हल्दी को पानी में पीसकर रुई हल्दी की पेस्ट में भिगो लें। फिर इसे घी में सेक लें। हल्दी लाल हो जाए तो फाहे को ठंडा होने पर चोट पर बांध दें।

यदि खून बाहर न निकलकर नीला पड़ जाए तो एक भाग स्पिरिट में दस भाग पानी मिलाकर उस पानी से रुई का फाया भिगोकर चोट पर रखें और चोट को लगातार कुछ देर तक तर रखें। यदि स्पिरिट न हो तो उसके स्थान पर सिरका इसी अनुपात में काम में लायें।

यदि चोट लगने से खून बह रहा हो तो पहले उस अंग को कुछ ऊंचा रखें ताकि खून का दबाव कम हो जाए। जैसे यदि हाथ में चोट से खून बह रहा हो तो हाथ ऊंचा रखें। यदि पैर में चोट हो तो रोगी को लिटाकर उसका वह पैर ऊंचाई पर रखें। उसके बाद उस स्थान पर बर्फ की पट्टी या ठंडे पानी की पट्टी रखें। इस प्रकार खून बहना रुक जाएगा।

यदि खून फिर भी बन्द न हो तो पट्टी रखकर उस स्थान पर दबाव डालें। खून बन्द हो जाएगा।

ध्यान रखें कि कई बार चोट ऊपर से देखने में तो साधारण प्रतीत होती है पर अन्दर से मांस फट सकता है। ऐसे में रोगी की दशा पर ध्यान देना आवश्यक होता है। यदि रोगी अधिक पीड़ा महसूस करे, उसे बेहोशी आये या वह अंग एकदम शिथिल हो जाये तो तुरन्त डाक्टरी सहायता दिलवाएं।

सिर पर चोट लगने से यदि खून निकले तो घाव पर स्पिरिट का फाया रखें और उसे अच्छी तरह दबा दें। रेशमी कपड़े को जलाकर उसकी राख घाव पर बांध देने से भी आराम मिलता है।

कभी–कभी चोट लगने से शरीर के अन्दर की कोई नस फट जाती है और घायल व्यक्ति के मुंह से या नाक से खून आने लगता है। ऐसे में रोगी की सांस तेज हो जाती है, होंठ पीले पड़ जाते हैं, ठंडा पसीना आने लगता है और बेहोशी आने लगती है। ऐसी हालत में उसे तुरन्त अस्पताल ले जाना चाहिए।

हड्डी टूट जाना

यदि गिरने से पैर की हड्डी टूट जाए तो उस स्थान के चारों ओर लकड़ी की खपच्चियां लगाकर पट्टी बांध देनी चाहिए ताकि वह स्थान

हिल–डुल न सके। फिर रोगी को तुरन्त अस्पताल ले जाएं। खपच्चियां बांधने से पहले ध्यान रखें कि यदि पैर या हाथ टेढ़ा हो गया हो तो उसे खींचकर सीधा करें और फिर खपच्चियां बांधें। ऐसा करने से टूटी हुई हड्डी का नुकीला भाग अन्दर मांस में चुभेगा नहीं और दर्द भी कम हो जाएगा। आहत व्यक्ति को दूध में हल्दी डालकर पिला दें।

मोच आ जाये तो

यदि गिरने से मोच आ जाये तो उस स्थान पर तीव्र वेदना होती है तथा वह स्थान सूज जाता है वेदना के कारण रोगी मोच आ गए हाथ–पैर या अंगुलियों को हिला भी नहीं पाता। मोच वाले स्थान को गर्म पानी में डुबाए रखने से लाभ मिलता है। रुई को तवे पर गर्म कर मोच पर बांध दें। पट्टी मोच वाले स्थान से कुछ दूर से बांधना आरम्भ करें इस प्रकार दिन में दो–तीन बार सेंक कर पट्टी बांधें।

पानी में डूब जाने पर

यदि कोई व्यक्ति पानी में डूब गया हो तो उसे बाहर निकाल कर जमीन पर पेट के बल लिटा दें। फिर उसकी पीठ पर दोनों हाथ रखकर दबाएं। ऐसा करने से पेट में गया पानी बाहर निकल जाएगा।

अक्सर पानी में डूबने पर व्यक्ति सांस नहीं ले पाता । ऐसे में उसे कृत्रिम सांस दिलवाने की कोशिश करनी चाहिए।

कृत्रिम सांस दिलाने के लिए रोगी को चित्त लिटाकर उसका मुंह खोल जीभ बाहर की ओर खींचें। फिर छाती पर दबाव डालते हुए मालिश करें। हाथों की कलाई से पकड़ कर सिर के ऊपर ले जाते हुए कोहनियों से हाथ मोड़कर छाती के ऊपर लाएं और दबाब डालें ऐसा दो–चार बार करें। रोगी के मुंह से मुंह लगाकर अपनी सांस उसके मुंह में भरें और फिर निकालें। ऐसा तब तक करते रहें जब तक रोगी सामान्य रूप से सांस न लेने लगे। उसके बाद रोगी को डाक्टर को अवश्य दिखा लें।

बिजली का झटका

यदि बिजली से करंट लग जाये तो तुरन्त बिजली के स्विच ऑफ कर दें या फिर किसी लकड़ी की तख्ती पर खड़े होकर लकड़ी के डंडे, कुर्सी या अन्य लकड़ी की वस्तु से रोगी के शरीर को तार से दूर कर दें।

ध्यान रखें लकड़ी की अलावा रोगी के किसी अंग का स्पर्श अपने किसी अंग से तब तक न होने दें जब तक उसे तार से दूर न कर लें।

करंट लगने से बेहोशी की हालत में रोगी का वह अंग बिल्कुल निर्जीव–सा हो जाता है और उसकी आंखों की पुतलियां ऊपर चढ़ जाती हैं। यदि आस–पास लकड़ी प्राप्त न हो तो घायल व्यक्ति के ऊपर कपड़ा डालकर उसे खींच लें। उसके बाद उसे तुरन्त डाक्टरी चिकित्सा के लिए ले जायें।

आग से जल जाने पर

यदि आग की लपेट में कोई आ जाए तो फौरन उसके ऊपर रजाई या कम्बल डालकर दबा दें या उसके शरीर को जमीन पर लुढ़काएं। ऐसा करने से आग बुझ जाएगी। पानी का इस्तेमाल हरगिज न करें। इससे शरीर पर फफोले पड़ जाते हैं जो बहुत तकलीफ देते हैं। जले स्थान पर कच्चा आलू पीसकर लगाने से जलन शांत हो जाती है अलसी या नारियल का तेल चूने के पानी में बराबर मात्रा में मिलाकर घाव पर लगाएं। बहुत जल जाने पर डाक्टरी जांच तुरन्त कराएं।

मिरगी का दौरा

मिरगी का दौरा प्रायः बच्चों तथा अनेक स्त्री–पुरुषों को भी होता है। इसमें रोगी की आंखे पथरा जाती है, मुंह से झाग निकलते हैं, शरीर ऐंठने लगता है ऐसे में रोगी को खुले में लिटाएं। मुंह में रुमाल, कागज की पट्टी आदि फंसा दें ताकि दांत किटकिटाने से कहीं जीभ न कट जाए। चेहरे पर ठंडे पानी के छींटे मारें। सिर पर बर्फ या ठंडे पानी की पट्टी रखें। शरीर तथा हाथ–पैर पकड़ कर रखें ताकि वे ऐंठने न पाएं। कुछ देर बाद रोगी अपनी सामान्य स्थिति में आ जाएगा।

लू लगना

अचानक लू लग जाने से शरीर में गर्मी इतनी तीव्र हो जाती है कि व्यक्ति बेहोश हो जाता है ऐसे व्यक्ति को ठंडी और हवादार जगह पर लिटाएं। चेहरे पर ठंडे पानी की पट्टी रखें। चाहें तो रोगी को ठंडे पानी से स्नान करा दें। होश में आने पर कच्चे आम को आग में भूनकर उसका शर्बत बनाकर रोगी को पिलाएं।

बिच्छू के काटने पर

बिच्छू के काटने से उस जगह सूजन हो जाती है। तीव्र पीड़ा होती है। कै–दस्त होने लगते हैं और शरीर में ऐंठन होने लगती है। सामान्य तौर पर बिच्छू के काटने से मृत्यु नहीं होती। पर भयवश इसकी आशंका होती है।

डंक के स्थान से ऊपर–नीचे डोरे से कसकर बांध देना चाहिए ताकि जहर रक्त में न फैल सके। डंक को चाकू या सूई आदि से निकाल दें। उसके बाद उस स्थान पर तारपीन का तेल, सिरका या मिट्टी का तेल लगाएं। फिर लहसुन पीसकर लगाएं। चूना शहद में मिलाकर लगाने से भी जलन शांत होती है। और धीरे–धीरे सूजन उतर जाती है। यदि डंक के स्थान पर फुंसी आ जाए और उसमें पीव पड़ जाए तो रोगी को अस्पताल ले जाएं।

सांप के काटने पर

जहां सांप काट ले, उस स्थान को दो–दो इंच ऊपर–नीचे से डोरी से कसकर बांध दें। इसके इतने ही अन्तर पर और बांध दें। फिर काटे हुए स्थान पर छुरी या चाकू गर्म कर क्रॉस का चिन्ह (X) बनाते हुए चीरा लगाएं और दबाकर खून निकालें ताकि जहर बाहर निकल जाए। फिर घाव पर पोटेशियम परमैंगनेट का चूर्ण भर दें। यदि कोई सिंधी लगाने वाला मिल जाए तो उससे उस स्थान का खून निकलवा दें। यदि पोटेशियम परमैंगनेट न हो तो कोयला जलाकर उसकी राख काटे हुए स्थान पर लगाएं।

इसमें आदमी को मूर्च्छा या नींद आने लगती है उसे जगाने का प्रयत्न करें और तुरन्त अस्पताल ले जाएं। भूलकर भी पीने के लिए पानी न दें। गाय के दूध में घी मिलाकर थोड़ा–थोड़ा पिलायें।

ततैया या भिड़ के काटने पर

यदि ततैया या भिड़ या शहद की मक्खी डंक मार देती है तो वह स्थान सूज जाता है। तीव्र जलन होती है ऐसे में सुई से पहले डंक निकाल दें इसके बाद घाव पर सिरका टपकाएं। लोहे को घिसकर लगाने से भी लाभ होता है। दियासलाई का मसाला भी पानी में घोलकर लगा सकते हैं।

कुत्ते के काटने पर

कुत्ते के काटे पर लाल मिर्च सरसों के तेल में पीसकर लेप करें या प्याज नमक के साथ पीसकर लगाएं। यदि कुत्ता पागल हो तो 14 इंजेक्शन वाला कोर्स अवश्य करवायें जो सरकारी अस्पतालों में ही उपलब्ध होता है।

❑❑❑

आंखों के रोग

आंखें दुखना

लक्षण—आंखें दुखना, आंखों की आम बीमारी है। इसमें आंखें लाल हो जाती हैं। उनमें दर्द और खटक उत्पन्न हो जाती है, जिससे आंसू बहने लगते हैं। प्रकाश की तरफ देखने से चकाचौंध होने लगती है।

इलाज— (1) जिस दिन आंख दुखने लगे, उसी दिन धतूरे का पत्ता गर्म करके, उसका पानी निचोड़कर हल्का गर्म कान में टपकायें। यदि दायीं आंख दुखती हो तो बायें कान में टपकायें और बायीं दुखती हो तो दायें कान में।

(2) फिटकरी दो माशा, अफीम चार रत्ती—दोनों को चार तोला गुलाब के अर्क में घोलकर छान लें और शीशी में सावधानी से रखें। आवश्यकता पड़ने पर दो—चार बूंदें दुखती हुई आंखों में डालने से लाभ होता है।

(3) गुलाबी फिटकरी दस ग्राम, देशी कपूर दो ग्राम, कलमी शोरा दस ग्राम 1, गुलाबी फिटकरी और कलमी शोरे को आग पर रखकर फुला लें। फिर साफ—सुथरी खरल में डालकर देशी कपूर दो—ग्राम मिलाकर खरल करके खूब बारीक कर लें और शीशी में भर लें। साफ—सुथरी सलाई को गुलाब—जल में डुबोकर शीशी में डालें और यह सुरमा आंखों में डाल लें। इससे आंख दुखना, खुजलाना, आंखों की लाली और आंखों से पानी बहना आदि कष्ट दूर हो जाते हैं।

(4) देवी चन्दन का पलकों पर लेप करने से उठी हुई आंख को एक—दो दिन में ही आराम मिल जाता है।

(5) अनार या कीकर के मुलायम पत्ते पानी में पीस कर टिकिया बनाकर रात को आंख पर रखकर बांधें। इससे आंखों की खटक और जलन में लाभ पहुंचेगा।

रोहे

लक्षण—रोहों को कुकरे भी कहते हैं। इस रोग में आंख के पपोटों, विशेषकर ऊपर के पपोटों के भीतर की ओर बारीक—बारीक दाने निकल आते हैं, जो आंख के ढेले में चुभते रहते हैं। इनके चुभने और रगड़ खाने से

आंखें लाल रहती हैं और उनसे पानी बहता रहता है। आंखों में खुजली भी होती हैं और रोशनी की तरफ देखने से आंखों में चकाचौंध होती है और रोगी जब सुबह जागता है तो उसकी आंखें चिपकी हुई होती हैं।

इलाज—(1) रसौंत दस ग्राम, हल्दी तीन ग्राम, फिटकरी तीन ग्राम और गुलाब जल (अर्क) दस ग्राम—इन सभी वस्तुओं को रात के समय कांच के बर्तन अथवा बोतल में भिगो दीजिए। प्रातःकाल इन्हें खूब मसलकर मोटे कपड़े से छान लीजिये और बोतल में भर लीजिये। दिन में तीन से छह बार तक ड्रापर द्वारा दो—दो बूंदें आंखों में डालने से रोहे और ढलके ठीक हो जाते हैं।

(2) माजू को बहुत बारीक खरल करके रखें और पपोटों को उलट कर चुटकी से इसे रोहों पर छिड़कें अथवा सलाई से रोहों पर लगायें।

(3) सुहागा, फिटकरी हर एक छह माशा, शोरा कलमी तीन माशा को बारीक पीसकर चुटकी से रोहों पर छिड़कें और फिर निर्मल ठंडे पानी से धोयें।

ढलका

लक्षण—ढलके में आंखों से पानी बहता है जबकि न तो आंखें दुखती है और न आंखों में रोहे होते हैं। यह रोग अधिकतर ऐसी स्थिति में होता है, जब आंखों के पर्दे कमजोर हो जाते हैं।

इलाज—(1) फिटकरी दो रत्ती एक तोला गुलाब के अर्क में घोलकर आंख में टपकायें और इसी में रुई का फोहा भिगोकर आंख पर रखें।

(2) पीली हरड़ का छिलका, बहेड़े का छिलका, आंवला गुठली निकाला हुआ—ये तीनों वस्तुएं पांच—पांच तोला लेकर कूट—छानकर दोगुने शहद में मिलायें और बराबर मात्रा का घी मिलाकर प्रति दिन एक तोला खायें।

बह्मानी (सुलाफ)

लक्षण—आंखों के इस रोग में पलकों के किनारे मोटे और लाल हो जाते हैं, उनके बाल गिर जाते हैं। कभी—कभी उन पर घाव भी हो जाते हैं। यह रोग अधिकतर नीचे वाले पपोटे के किनारे पर होता है इस रोग से आम तौर पर गरीब लोगों के बच्चे ग्रस्त होते हैं। अनुचित आहार और मां—बाप की असावधानी के कारण उनकी आंखों को मैल—कुचैल से सुरक्षित नहीं रखा जाता जिससे यह रोग लग जाता है।

इलाज—(1) रुई की मोटी बत्ती बनाकर आक के दूध में भिगोकर सुखा लें। फिर मीठे तेल में यह बत्ती जलाकर इसका काजल तैयार करें और इस काजल को आंख में प्रतिदिन लगायें।

(2) कीकर की कोमल फलियों का रस लाल और सूजे हुए पपोटों पर लगाने से सूजन जाती रहती है और बाल निकल आते हैं।

(3) आक की जड़ जलाकर पानी में मिलाकर पपोटों के किनारों पर लगायें तो आशातीत लाभ होगा।

पड़वाल

लक्षण–इस रोग में पलकों के बाल भीतर की ओर मुड़कर आंखों में चुभा करते हैं। उनके लगातार चुभने रहने और रगड़ खाते रहने से आंख में घाव हो जाता है।

इलाज–ऐसे बालों को नोचने से उखड़वा कर, इस स्थान पर सलाई की नोक से अंजीर का दूध लगायें अथवा नौसादर बकरी के पित्ते में मिलाकर लगायें। यदि इन सबके बाद भी पड़वाल का निकलना बन्द न हो तो पलक बंदी करायें।

जाला-फूला

लक्षण–कभी–कभी आंखें दुखने लगती हैं अथवा रोहे पैदा हो जाते हैं। इससे आंख के काले भाग पर घाव होने के बाद सफेदी उत्पन्न हो जाती है। यदि सफेदी हल्की होती है तो 'जाला' कहलाता है और यदि यह सफेदी अधिक गंदी और गहरी हुई तो इसे 'फूला' कहते हैं।

इलाज–बच्चों में जाले का इलाज सहज है और बड़ों में कठिन। इसके अतिरिक्त इस बात का भी ध्यान रहे कि यदि आंख की पुतली पर यह सफेदी उत्पन्न हो जाये, जिससे दृष्टि चली जाये तो इसका इलाज असम्भव है। किन्तु यदि फूला पुतली से हटा हुआ हो तो वह सहज में कट जाता है।

(1) हल्दी की एक गांठ लेकर एक कागजी नींबू के भीतर डालकर लटका दें। जब सूख जाये तो हल्दी की गांठ को निकाल कर पानी में घिसें और उसकी दो–चार बूंद प्रति दिन सलाई से आंख में लगायें।

(2) कलमी शोरा और हल्दी–दोनों बराबर वजन लेकर खरल करें इसके बाद बारीक कपड़े से छानकर शीशी में रखें। प्रतिदिन सवेरे–शाम सलाई से आंख में लगायें। तीन–चार सप्ताह के प्रयोग से काफी लाभ होता है।

(3) विसखपरा बूटी की जड़ पानी में घिसकर सलाई से आंख में लगायें। आशा है, तीन–चार सप्ताह के प्रयोग से जाला–फूला कट जायेगा। यदि इस बूटी का रस निकालकर आंख में टपकायें तो इससे भी यही लाभ पहुंचता है।

(4) सत्यानासी के फूलों का रस टपकाने से भी आंख का फूला कट जाता है।

रतौंधी

लक्षण—इस रोग में रोगी को रात के समय और अंधेरे में कुछ सुझाई नहीं देता। जब कोई व्यक्ति किसी ऐसे रोग जैसे मलेरिया अथवा चौथिइया बुखार से लम्बे समय तक ग्रस्त रहता है और अच्छे तथा शक्ति वर्धक आहार खाने को नहीं मिलते तो सामान्य स्वास्थ्य में दुर्बलता उत्पन्न होने से यह रोग उत्पन्न हो जाता है।

आम तौर पर यह रोग बरसात के अन्त में हुआ करता है और कुछ रोगी इससे छह–छह महीने तक ग्रस्त रहते हैं। यदि छह महीने के बाद भी यह रोग दूर न हो तो फिर इसका जाना कठिन हो जाता है।

इलाज—रोगी की सामान्य दुर्बलता को दूर करने के लिए शीघ्र पचने वाले और शक्तिवर्धक आहार दें। दूध, मक्खन, एवं अधपके अंडे, हरी सब्जियां और ताजे मीठे फल प्रयोग करायें। यदि कब्ज रहता है तो प्रतिदिन हरड़ का मुरब्बा एक नग अथवा गुलकंद दो तोले खिलायें और नीचे लिखी दवाओं में से कोई एक प्रयोग करायें।

(1) प्याज का रस निचोड़ कर दो–दो बूंद आंख में टपकायें और आठ–दस दिन तक टपकाते रहें।

(2) विसखपरा बूटी की जड़ तीन–चार बूंद पानी में घिसकर सलाई से आंखें में लगायें और कई दिन तक बराबर लगाते रहें।

(3) देसी तम्बाकू के पत्ते बहुत बारीक पीसकर छान लें और सलाई से आंखों में लगाया करें।

नेत्र-ज्योति की दुर्बलता

लक्षण—जब आंखों की ज्योति कम हो जाती है तो दूर की चीजें साफ दिखाई नहीं देती और पुस्तकों के बारीक अक्षर भी भली भांति नहीं पढ़े जाते।

इलाज—ऐसी स्थिति में आंखों से अधिक काम लेना (विशेष कर अधिक देर तक लिखना–पढ़ना, सीना–पिरोना छोड़ दें दिन में कई बार आंखों को ताजे पानी से घोयें। अधिक गर्म और अधिक ठंडी वस्तुओं के सेवन से बचें। शीघ्र पचने और शक्ति देने वाले आहार ग्रहण करें और कब्ज न होने दें।

(1) सौंफ और धनिया दोनों बराबर–बराबर लेकर कूट–छानकर सफूद बनायें और बराबर की खांड मिलाकर एक–एक तोला सवेरे–शाम दोनों समय खायें।

(2) बादाम की गिरी सात दाने लेकर काली मिर्च सात दानों के साथ पानी में पीस–छानकर मिश्री से मीठा करके पियें।

(3) सौंफ छह माशे प्रतिदिन प्रातःकाल और शाम के समय खायें।

मोतियाबिन्द

लक्षण—मोतियाबिन्द की शुरुआत होने पर रोगी की निगाह में अन्तर आ जाता है। उसे लगने लगता है कि मानो वह मोटे शीशे में होकर देख रहा हो—कुछ रोगियों को लगता है, मानो बर्फ पड़ रही हो। अच्छे प्रकाश में वे अपेक्षाकृत अच्छी तरह देख सकते हैं, जबकि धुंधली रोशनी में वस्तुएं नजर नहीं आतीं। ज्यों—ज्यों मोतिया पकता जाता है, दृष्टि कम होती जाती है। पूरी तरह पक जाने पर बहुत धुंधला दिखाई देता है। किसी व्यक्ति का चेहरा तक साफ दिखाई नहीं पड़ता ।

इलाज—प्याज का रस दस ग्राम, असली शहद दस ग्राम और भीमसेनी कपूर दो ग्राम—इन तीनों वस्तुओं को अच्छी तरह मिलाकर शीशी में भर लें। रात को सोने से पहले सलाई द्वारा आंखों में लगाने से मोतियाबिन्द का असर रुक जाता है।

परहेज—इस इलाज के साथ फलों तथा सलाद का सेवन अधिक कीजिए, क्योंकि ये प्रकृति द्वारा प्रदान किये हुए शरीर के मैल की सफाई करने वाले खाद्य—पदार्थ हैं। मैदा, चीनी, धुले हुए चावल, खीर, उबले हुए आलू, हलवा, भारी तथा चिकनाई वाले भोजन न खाइए। चाय, कॉफी, और शराब का सेवन बिल्कुल नहीं करना चाहिए। अचार, मुरब्बे, टॉफियां और चाकलेट बिल्कुल न खाइए, जब तक इलाज जारी रहे।

मोतियाबिन्द का कारण चाहे जो हो, परिणाम एक ही होता है। रोगी की दृष्टि में अन्तर आ जाता है। इसी प्रकार मोतिया चाहे किसी प्रकार का हो—उसका अचूक इलाज एक ही है और वह है--आपरेशन। आपरेशन (शल्यक्रिया) द्वारा आंख का विकृत लैन्स निकाल दिया जाता है, जिसके कारण फिर से दिखाई पड़ने लगता है।

स्मरण रहे, मोतिया का आपरेशन किसी अच्छे अस्पताल में कुशल चिकित्सक के हाथों से ही होना चाहिए। अन्यथा दृष्टि नष्ट हो जाने की आशंका हो सकती है।

❑❑❑

कानों के रोग

कान का दर्द

इलाज–(1) तुलसी के पत्तों का रस हल्का गर्म कान में टपकाने से कान का दर्द ठीक हो जाता है।

(2) गेंदे के पत्तों को आग पर गर्म करके मलें और उनका पानी निचोड़कर हल्का गर्म कान में टपकायें।

(3) चुकन्दर के पत्तों का रस गुनगुना करके दो–दो बूंदें दोनों कानों में डालिये। तीन–तीन घंटे के बाद डालने से कान का दर्द दूर हो जाएगा।

(4) गर्म पानी में सेंधा नमक मिलाकर गुनगुना करके कान में दो–दो बूंदें, घंटें–घंटें बाद ड्रापर से डालें।

(5) अदरक के रस तथा शहद में जरा–सा नमक डालकर अच्छी तरह मिला लें। उसे जरा गर्म कर लें और कानों में दो बूंद टपकाएं।

कान का बहना

इलाज–(1) फिटकरी बीस माशा, हल्दी एक माशा–दोनों को बारीक पीस कर शीशी में रख लें। आवश्यकता के समय पहले कान को पिचकारी से धोयें या रुई से साफ करें। फिर यह दवा दो रत्ती कान में डालें। कुछ दिनों के प्रयोग से कान का बहना बन्द हो जायेगा।

(2) प्याज का रस थोड़ा–सा गर्म करके एक या दो बूंद कान में डालें। इससे कान का बहना, कान का दर्द और कान का बहरापन आदि रोग दूर हो जाते हैं।

(3) सरसों का तेल दस तोला लेकर इसमें रतनजोत एक तोला डालकर पकायें, यहां तक कि जलने के करीब पहुंच जाये। फिर इस तेल को साफ करके शीशी में रखें कान बहता हो या दर्द हो इन सब स्थितियों में इसका प्रयोग लाभ पहुंचाता है।

कानों में सांय-सांय की आवाज

उपाय—सोंठ, गुड़ तथा घी खाने से लाभ होता है।

कम सुनाई देना

उपाय—ताजा मूली का रस, सरसों का तेल और शहद तीनों को खूब मिला लीजिए। दो—दो बूंद दिन में दो बार कान में डालें।

बहरापन

यदि कोई व्यक्ति जन्मजात बहरा हो या कान का पर्दा क्षतिग्रस्त हो गया हो, तो ऐसा बहरापन ठीक नहीं होता। किन्तु जिन्हें ऊंचा सुनाई देता हो तो उन्हें निम्नलिखित दवाएं उपयोगी रहेंगी।

उपाय—(1) आक का पीला पत्ता, जिसमें छेद न हों, लेकर आग पर गर्म करें और उसका रस कान में निचोड़ें। इसके दो सप्ताह प्रयोग करने से बहरापन दूर होने की संभावना है यदि कान में घाव हो तो वह भी अच्छा हो जाता है।

(2) प्याज का रस हल्का गर्म कान में टपकाने से बहरापन दूर हो जाता है।

(3) कड़वे बादाम का तेल कान में टपकाने से भी बहरापन ठीक हो जाता है।

कान के कीड़े

जब कान में घाव होता है तो इसके इलाज में असावधानी से कभी—कभी उसमें कीड़े पड़ जाते हैं। ऐसी स्थिति में नीचे लिखी दवाओं का प्रयोग करें।

(1) तारपीन का तेल छह माशे, हल्का गर्म पानी दस तोले में मिलाकर पिचक़ारी के द्वारा कान को धोयें। सारे कीड़े मरकर बाहर निकल जाएंगे।

(2) नीम के पत्तों के काढ़े से पिचकारी द्वारा कान को धोयें फिर नीम का तेल दो बूंदें हल्का गर्म करके टपकायें।

(3) एलवा एक माशा थोड़े से पानी में घोलकर कान में भर दें और कुछ देर तक भरा रहने दें, कीड़े नष्ट हो जायेंगे। इसके बाद कान को एक तरफ झुका दें तो पानी के साथ कीड़े भी निकल जाएंगे।

(4) सम्भालू के हरे पत्तों का रस कान में टपकाने से भी ऐसे कीड़े मर जाते हैं।

(5) माजूफल छह माशे को बारीक पीस–छानकर शुद्ध मदिरा छह तोले में मिलाकर शीशी में रखे। सवेरे–शाम शीशी को हिला कर दो बूंद कान में टपकायें। इससे आशातीत लाभ होगा।

❏❏❏

नाक की बीमारियां

नाक की कई बीमारियाँ होती हैं जैसे–नकसीर, नाक के कीड़े, नाक में फुंसी हो जाना, नाक से दुर्गन्ध आना। इन सबका इलाज घरेलू दवाओं से सहज ही संभव है।

नकसीर

नकसीर में नाक से खून बहता है इसके कई कारण हो सकते हैं। अधिक गर्मी बढ़ जाने से, बुखार आदि हो जाने पर। यदि खून पतला हो तब भी नकसीर फूटती है। ऐसे में रोगी को चलने–फिरने न दें। गर्म और मसाले वाली वस्तुएं खाने को न दें। ठंडे व शीत खाद्य पदार्थ दें।

इलाज–(1) मुलतानी मिट्टी 10 ग्राम लेकर कूट लें और पानी (एक प्याला) में भिगोने रख दें। सुबह ऊपर का पानी पीने को दें तथा नीचे बैठी मिट्टी को माथे पर लगायें।

(2) सूखा आवंला 25 ग्राम पानी में भिगोने रख दें। सुबह छान कर पानी पियें तथा आंवलों को पीस कर तालू और माथे पर लेप करें।

(3) माजूफल को बारीक पीस कर नाक से सुंघाने से नकसीर बंद हो जाती है।

नाक से दुर्गंध

बहुत लोगों की नाक से दुर्गंध आती है। जो प्रायः पेट की खराबी के कारण ही होती हैं।

इसके लिए कड़वे कद्दू का रस नाक में टपकाने से लाभ होता है। यदि कद्दू ताजा न मिले तो सूखे कद्दू को तोड़कर उसे पानी में भिगोने रख दें। सुबह इस पानी में कद्दू पीस–छान कर नाक में बूंद–बूंद टपकाएं और हाजमा ठीक रखें।

नाक में कीड़े

यदि नाक में कीड़े पड़ जाएं तो ऐसे में निम्न औषधियों का प्रयोग करें।

(1) हींग दो रत्ती थोड़े पानी में घोलकर गर्म करे। उस पानी को नाक में टपकाने से कीड़े मर जाते हैं।

(2) संभालू के हरे पत्तों का रस टपकाने से भी कीड़े मर जाते हैं।

(3) नीम के कोमल पत्तों का रस नाक में टपकाने से लाभ होता है।

नाक को अंदर से अच्छी तरह साफ रखने से नाक के रोग नहीं होते तथा दुर्गंध आदि की आशंक नहीं होती। नाक आने पर उसे हमेशा छिनककर बाहर निकाल देना चाहिए।

❑❑❑

दांतों के रोग

हम जो खाद्य–पदार्थ खाते हैं, उन्हें सबसे पहले दांतों से ही चबाते हैं। दांत अलग–अलग ढंग के होते हैं। कुछ आहार को काटते और तोड़ते हैं और कुछ पदार्थों को पीसकर बारीक करते हैं। सक्रिय स्थिति में होंठ भोजन को मुंह से बाहर निकलने से रोकते हैं। दांतों का केवल एक यही काम नहीं है कि आहारों के पचने में सहायता दें, बल्कि इनसे मनुष्य के चेहरे की सुन्दरता भी बनी रहती है। अतः ्वास्थ्य और चेहरे की सुन्दरता के लिए दांत आवश्यक अंग है इसलिए इनकी रक्षा और सुदृढ़ता के लिए इन्हें साफ–सुथरा रखना आवश्यक है विशेषकर भोजन करने के बाद दांतों को साफ अवश्य करना चाहिए। इन्हें निरोग और स्वस्थ रखने के लिए निम्न उपाय लाभप्रद हैं।

दांत का दर्द और दांत का हिलना

उपाय–पिप्पली (मघा) का चूर्ण 10 ग्राम, सेंधा नमक, 10 ग्राम और जीरा 10 ग्राम। इन तीनों को खूब बारीक पीस कर प्रतिदिन मंजन करें।

(1) यदि दांत–दर्द हो तो शहद में मिलाकर दांतों तथा मसूड़ों पर मलकर मुंह से पानी (लार) बह जाने दें और यदि दांत में खोड़ या कीड़ा हो तो उस दांत के आसपास इस चूर्ण को मलें और खोड़ में जरा–सा चूर्ण भर दें। इससे लाभ होगा।

(2) नौसादर एक रत्ती, थोड़ी–सी रुई में लपेटकर दर्द वाले दांत पर रखें। मुंह से लार निकलने दें जिससे दर्द दूर हो जायेगा।

(3) नमक बारीक पिसा हुआ एक ग्राम, गन्ने का सिरका तीन ग्राम। पानी के भरे एक गिलास में दोनो को चम्मच के साथ घोलकर कुल्ले करने से लाभ होगा।

(4) अकरकरा के चूर्ण के साथ खड़िया मिट्टी का मंजन दांतों पर क़ीजिए। कीटाणु नष्ट हो जाएंगें और दांत साफ हो जाएंगे।

(5) मूली के बीज, अकरकरा, अतीस, फिटकरी और नमक। इन्हें समभाग लेकर बिल्कुल बारीक मंजन बनायें। यह बेस्वाद होगा, परन्तु दवा समझकर दांतों पर मंजन करने से गंदे से गंदे, मैले या पीले दिखने वाले दांत साफ–सुन्दर हो जाएंगे।

दांतों का मैल

उपाय-(1) सीप को जलाकर थोड़े से नमक के साथ बारीक पीस–छान कर रखें। उसे रोजाना दांतों पर मलें तो इससे दांतों का मैल साफ हो जाएगा।

(2) कींकर की लकड़ी का कोयला पांच तोला, फिटकरी भुनी हुई दो तोला, नमक लाहौरी एक तोला। तीनों को बारीक पीसकर रखें और प्रतिदिन सबेरे–शाम दांतों पर मलें।

दातों से खून निकलना

उपाय-(1) मौलसरी की छाल दो तोला को आधा सेर पानी में जोश दें, यहां तक कि एक पाव रह जाये तो उसे छानकर कुल्लियां करें। दांतों में शक्ति आयेगी और खून निकलना बन्द हो जायगा।

(2) कीकर की ताजा छाल मुंह में चबायें। हिलते दांत जमने लगेंगे और इनसे खून निकलना बन्द हो जायगा।

(3) माजूफल दो तोला, फिटकरी छह माशे—दोनों को बारीक पीसकर प्रतिदिन सबेरे दांतों पर मलें। पन्द्रह—बीस मिनट बाद कुल्ली करें। इसके प्रयोग से दांत सशक्त होंगे और खून निकलना रुक जायेगा।

पायोरिया

लक्षण—पायोरिया दांतों का घातक रोग है। उनसे खून निकलने लगता है। फिर पीप पड़ जाती है। यह पीप आप ही आप रिसती रहती है और मसूडों को दबाने से भी निकल आती है। इसके कारण मुंह से दुर्गंध आने लगती है और दांत हिलने लगते हैं। इस रोग के कारण पाचन—शक्ति कमजोर हो जाती है और पीप के खून में मिल जाने से मेदा, आंतों, आंख, नाक, कान आदि में अनेक प्रकार के रोग उत्पन्न हो जाते हैं।

इलाज—(1) नीलाथोथा भुना हुआ, फिटकरी भुनी हुई—हर एक दो माशा नमक तीन माशे—तीनों को पीसकर एक गिलास हल्के गर्म पानी में मिलाकर प्रतिदिन सवेरे—शाम कुल्लियां करें।

(2) बादाम के छिलके एक किलोग्राम, पिप्पली दो ग्राम, सफेद चन्दन दो ग्राम, फिटकरी पांच ग्राम, सेंधा नमक पांच ग्राम, अकरकरा, ग्राम दस मुश्क कपूर दो ग्राम—इन सबको बारीक पीस—छानकर रख लें और रोज इसका मंजन करें। बाद में गर्म पानी से कुल्ले करें। एक मास तक लगातार करने से पायोरिया दूर हो जाता है।

❑❑❑

बुखार लाने वाली बीमारियां

शरीर की गर्मी का बढ़ जाना साधारण रूप से बुखार कहलाता है, परन्तु शरीर के गर्मी बढ़ने के अनेक कारण होते हैं और वे कारण बुखार के रूप में भी अन्तर ला देते हैं। इसी से इन्हें विभिन्न रूपों में देखा जाता है। उनके नाम भी अलग—अलग हैं, ताकि पहचानने में किसी प्रकार की कठिनाई न हो और उनका उपाय भी ठीक तरह से हो सके।

कारण—साधारणतः सभी प्रकार के बुखार अहितकर आहार अर्थात जो असमय में अधिक मात्रा में, प्रकृति के विपरीत हों तथा अहितकारी हों आमाशय में जो वायु, पित्त और कफ—दोष हैं, वे अनुचित आहार—विहार से

कुपित होकर पेट की अग्नि को बाहर निकालते हुए रस आदि धातुओं को दूषित कर बुखार पैदा करते हैं।

थकावट मालूम देना, किसी काम में मन न लगना, शरीर मलिन हो जाना, मुख का स्वाद बिगड़ जाना, आंखों से पानी गिरना, जम्हाई आना, शरीर टूटना, देह में भारीपन मालूम देना, काम करने की इच्छा न होना, चित्त उदास रहना, ठंड लगना–ये बुखार आने से पूर्व के लक्षण होते हैं। पसीना न आना, शरीर का गर्म हो जाना, सारे शरीर में दर्द होना–ये भी बुखार के सामान्य लक्षण माने जाते हैं।

जूड़ी-ताप (मलेरिया)

इस बुखार की साधारणतया तीन स्थितियां होती हैं–सर्दी लगना, बुखार आना और पसीना आना।

प्रथम स्थिति में रोगी को तेज ठंड के कारण कंपकंपी होती है।

दूसरी स्थिति में आमतौर पर सिर में दर्द, मुंह लाल सुर्ख, प्यास की अधिकता तथा सांस लेने में कष्ट और बुखार 101 से लेकर 107 डिग्री तक पहुंच जाता है। इसके तीन–चार घंटे बाद पसीना आने लगता है और बुखार उतर जाता है। इसको अन्तिम तथा पसीने की स्थिति कहते हैं।

इस बुखार की कई अन्य किस्में भी हैं। जैसे 24 घंटे में दो बार आना, सवेरे के समय बुखार की अधिकता होना, वह बुखार जिसके आसार एक घंटे आगे–पीछे प्रकट हों, अथवा दोवक्ता जो एक बार होकर फिर लौट आता है और बारी का बुखार, जो कि पंजाब और बंगाल में अधिक होता है। बारी का बुखार एक दिन छोड़कर होता है। जो दो दिन छोड़कर आये, उसे दोजरा तथा तीन दिन बाद आये तो, उसे तिजारी और चार दिन के बाद आने वाले को चौथिया कहा जाता है। 24 घंटे में जो बुखार दो बार आ जाये उसे दो वक्ता बुखार कहते हैं। यह दो बार आने वाला बुखार कुछ भयंकर होता है और इसकी चिकित्सा ध्यानपूर्वक करनी चाहिए।

रोग के कारण

जिसं प्रकार हैजा, प्लेग तथा चेचक आदि रोगों के कारण कीटाणु माने जाते हैं, उसी प्रकार मलेरिया भी रक्त में एक प्रकार की कीटाणुओं के कारण प्रवेश करता है। मलेरिया के कीटाणु बहुत ही सूक्ष्म होते हैं। ये कीटाणु

'एनोफेलस' नामक मच्छर में अथवा मलेरिया के रोगी के शरीर में मिलते हैं। ये सूक्ष्म कीटाणु मनुष्य के शरीर में प्रविष्ट होने के कुछ समय बाद ही अपनी जाति बढ़ाने लगते हैं और सारे रक्त को दूषित कर देते हैं। इसको डांक्टर लोग मलेरिया का नाम देते हैं।

जब यह बुखार हो तो उसे दूर करने के लिए नीचे लिखी हुई दवाओं में से किसी भी एक दवा का प्रयोग करें।

रोगी को पहले हल्का–सा जुलाब दें। जब पेट साफ हो जाये तो दूसरे दिन बुखार चढ़ने अथवा बारी आने से पहले दवा का प्रयोग किया जाये।

(1) तुलसी के पत्ते एक तोला, काली मिर्च सात दाने पानी में पीस–छानकर कुछ दिन पिलाने से भी मलेरिया बुखार उतर जाता है।'

(2) पान में खाने का चूना तीन माशे, पांच तोले पानी में घोलें इसके बाद उसमें एक नींबू निचोड़ें। थोड़ी देर बाद ऊपर का साफ निथरा हुआ पानी लेकर उस समय पिलायें, जब बुखार ठंड के साथ आने वाला हो। यदि पहले दिन प्रयोग से बुखार न रुके तो दूसरे–तीसरे दिन भी पिलायें। चौथिया बुखार के लिए विशेषकर लाभदायक है।

(3) फिटकरी भूनकर बारीक पीसकर रख छोड़ें। जाड़ा–बुखार से चार घंटें पहले चार–चार रत्ती फिटकरी थोड़ी खांड मिलाकर दो–दो घंटे के अवकाश से दो बार खिलायें तो लाभ होता है।

मलेरिया से बचने के उपाय

मलेरिया बुखार से बचने के लिए सफाई बहुत आवश्यक है। मकान को साफ–सुथरा रखें उसमें कूड़ा–कर्कट और घास–फूंस जमा न होने दे। मकान के आंगन में किसी प्रकार की गंदगी अथवा पानी न फेंका जाय। मकान के आसपास कहीं पानी न एकत्र होने दें। मकान में गंधक और गूगल की धूनी दें अथवा अगरबत्ती जलायें। यदि ऐसा न हो सके तो नीम की पत्तियां जलायें, इसके धुंए से सारे मच्छर भाग जायेंगे।

इन्फ्लुएंजा बुखार

इसमें रोगी को अचानक बहुत तेज बुखार चढ़ता है। सिर में और पैरों में विशेष रूप से दर्द होता है। बुखार एक समान बना रहता है और नाक और आंखों से पानी भी आने लगता है जिससे शरीर में दुर्बलता आ जाती

है। कब्ज हो जाता हैं, और प्यास अधिक लगती है। छाती में दर्द होता है, खांसी रहती है और बेचैनी होने के कारण नींद नहीं आती।

यह बुखार बहुधा 100 से 102 डिग्री तक रहता है। परन्तु कभी–कभी अधिक जोरदार आक्रमण होने से 104 डिग्री तक भी चढ़ सकता है। बुखार आने के साथ–साथ सारे शरीर में बेचैनी होती है। मामूली खांसी व गले में सुड़सुड़ाहट मालूम पड़ती है। इस बीमारी की खासियत यही है कि यह अचानक हो जाती है।

सतर्कता की आवश्यकता

इन्फ्लुएंजा ने एक संक्रामक रूप धारण कर लिया है। अतएव इसके रोगी के प्रति बड़ी सावधानी रखने की आवश्यकता है यदि किसी व्यक्ति को नाक और गले में सर्दी–जुकाम का अनुभव हो, शरीर में कंपकंपी आने लगे, बुखार चढ़ जाये तथा शरीर के अंगों में दर्द हो तो उसे तुरन्त इलाज का प्रबन्ध करना चाहिए और आराम से बिस्तर पर लेट जाना चाहिए।

जहां तक सम्भव हो, रोगी को कमरे में ही रहना चाहिए। उसे छींकते और खांसते समय रूमाल का प्रयोग करना चाहिए।

स्मरण रहे कि यदि कोई व्यक्ति रोगी के बहुत पास हो तो छींकते, खांसते तथा बातें करने से भी रोग के विषैले तत्व फैल सकते हैं। रोगी जिन कपड़ों, तौलियों तथा रूमालों को काम में लाये उन्हें अवश्य धुलवा लेना चाहिए।

इन्फ्लुएंजा रोकने का सुगम देशी इलाज यह है कि रोगी यूकिलिप्ट्स के ताजे पत्ते अपने पास रखे।

सिर-दर्द और आधा सीसी

लक्षण–प्रत्येक व्यक्ति को सिरदर्द की शिकायत यदा–कदा हो जाती है। सिर–दर्द कई बार गर्मी से होता है और कई बार सर्दी के कारण। मानसिक दुर्बलता से भी यह शिकायत हो जाती है और अनेक बार मेदे, आंतों आदि के रोग, जैसे बदहजमी और कब्ज इत्यादि भी इसका कारण बन जाते हैं। कभी बुखार की दशा में तीव्र सिरदर्द होने लगता है और कभी नाक में कीड़े पैदा होने से सिर में इतना अधिक दर्द होता है कि रोगी इसे सहन न कर अपना सिर दीवार से टकराने लगता है।

इलाज–(1) सूखा धनिया, हरे धनिये के पानी में अथवा साफ पानी में पीसकर माथे और कनपटियों पर लेप करें तो लाभ होता है।

(2) अर्क गुलाब पांच तोला में सिरका एक तोला मिलाकर, इसमें कपडें की तहों की गद्दी भिगोकर माथे पर रखें। गर्मी के सिरदर्द के लिए अत्यन्त लाभदायक है।

(3) खसखस के बीज पानी में पीसकर माथे पर लगाने से सिरदर्द बहुत जल्दी ठीक हो जाता है।

यदि गर्मी के कारण होने वाले सिरदर्द के साथ प्यास भी हो तो सूखा धनिया छह माशे को पानी में पीस–छानकर थोड़ी खांड मिलाकर पियें अथवा साफ पानी में खांड का शरबत बनाकर इसमें नींबू का रस निचोड़कर कर दें। प्यास बुझ जायेगी और सिरदर्द भी दूर हो जायेगा।

(4) यदि सिरदर्द सर्दी के कारण हो तो गर्म दूध अथवा चाय पियें। गेहूं की भूसी और नमक दो–दो तोला लेकर एक बारीक कपड़े में पोटली बाधें और उसे तवे पर गर्म करके माथे और कनपटियों को सेकें और यह लेप लगायें।

(5) अरंडी की जड़ एक तोला, अदरक अथवा सोंठ तीन माशा को पानी में पीस लें और हल्का गर्म करके लेप करें।

(6) यदि नजले के बन्द हो जाने से सिर भारी हो जाये और सिरदर्द सताने लगे तो चूना बिना बुझा और नौसादर छह–छह माशे लेकर बारीक पीसकर एक शीशी में डालें और इसमें कुछ बूंदें पानी डालकर थोड़ी–थोड़ी देर के बाद सूंघें तो सिर–दर्द दूर हो जायेगा।

(7) उपले की राख एक–दो तोला लेकर आक के दूध में सुखायें और बारीक पीसकर शीशी में रखें। जब जरूरत हो एक चुटकी लेकर नाक में हुलास की तरह सूघें। इसके सूंघने से छींकें आएंगी और सिरदर्द दूर हो जायेगा।

(8) यदि बदहजमी के कारण सिरदर्द हो तो एक–दो वक्त उपवास करें। कब्ज के कारण हो तो बड़ी हरड़ की बकली बारीक पीसकर थोड़ा नमक मिलाकर रात को पानी से फांक लें, सबेरे पाखाना हो जाएगा।

(9) ज्वर की तीव्रता से सिरदर्द हो तो कांसे के कटोरे से पांव के तलवों और हथेलियों को सहलायें अथवा रोगी को तकिया के सहारे बैठाकर उसके पावं पर घुटनों से नीचे गुनगुना पानी गिरायें और पांव को ऊपर से नीचे की ओर सूतें।

(10) यदि लगातार सिरदर्द हो रहा हो, बन्द ही न हो तो पुराना गुड़ 10 ग्राम, काले तिल 6 ग्राम, दूध थोड़ा–सा। गुड़ तथा तिल को जरा–जरा दूध डालकर पीसते जाएं। जब मरहम जैसा तैयार हो जाए, उसका पूरे मस्तक पर लेप कर दें। कनपटियों पर भी लेप करें तो सिरदर्द मिट जाएगा।

सिर चकराना

सिर चकराने की शिकायत प्रायः सामान्य शारीरिक दुर्बलता, विशेषकर दिमागी कमजोरी के कारण हुआ करती है। कई बार पाचन–शक्ति के बिगड़ने और कब्ज के कारण भी प्रायः सिर चकराने लगता है।

(11) सामान्य शारीरिक दुर्बलता की स्थिति में सूखा धनिया, सूखा आंवला छह–छह माशा रात के समय पानी में भिगो दें। प्रातःकाल पानी छानकर खांड से मीठा करके पियें।

(12) यदि कब्ज के कारण सिर चकराता हो तो हरड़ का मुरब्बा एक दाना लेकर उसकी गुठली निकाल डालें और उसमें सूखा धनिया तीन माशे, छोटी इलायची एक माशा बारीक पीस कर मिलायें और इसी मात्रा में सवेरे शाम–दोनों समय खायें।

आधा सीसी

लक्षण–आधा सीसी द्वारा उत्पन्न सिरदर्द एक विशेष रोग माना जाता है, जिसके लक्षण, कारण एवं इलाज अन्य किसी प्रकार के सिरदर्द से बिल्कुल भिन्न होते हैं। आधा सीसी उत्पन्न सिरदर्द में समय–समय पर दौरे पड़ते हैं, जो रोगी की दशा को दयनीय बना देते हैं। इन दौरों के बीच में रोगी पूर्ण स्वस्थ दिखाई देता है, किन्तु दौरे के समय वह पीड़ा को सहन नहीं कर सकता। इसीलिए पीड़ावश वह चीखता–चिल्लाता है। इसके अतिरिक्त इस पीड़ा की एक विशेषता और होती है कि यह सिर के दायें–बायें अथवा आगे और पीछे के किसी एक प्रदेश में होती है, जो उसी ओर के चेहरे तथा गर्दन को भी अपनी लपेट में ले सकती है।

रोगी को आधा सीसी के दौरे का पूर्वाभास हो जाता है। प्रातःकाल उठते ही उसे पता चल जाता है कि आज दौरा पड़ेगा।

उसके सारे शरीर में सुस्ती छाने लगती है और धीमे–धीमे इस आलस्य का फैलाव बढ़ने लगता है। जम्हाइयां आना प्रारम्भ हो जाती हैं व उसका मन किसी कार्य में नहीं लगता। वह होने वाली पीड़ा के विचार से आतंकित हो उठता है।

दौरे का प्रारम्भ कुछ ऐसी विचित्र बातों से होता है, जिनका अभी तक कारण पता नहीं चला है। इन रोगियों के कान में विचित्र–सी आवाज सुनाई दे सकती है अथवा कोई भ्रामक प्रतिमा दिखाई दे सकती है। कुछ रोगी अनुभव करते हैं कि उनकी त्वचा पर चींटियां रेंग रही हैं अथवा शरीर के किसी भाग में सन्नाहट दौड़ रही है।

पूर्वाभास के इन लक्षणों के साथ–साथ उनके सिर में भारीपन अनुभव होने लगता है, जिसका प्रारम्भ सिर के किसी एक भाग में होता है। धीरे–धीरे यह पीड़ा बढ़ने लगती है, जो आधे या एक घण्टे में सारे सिर में फैल सकती है। परन्तु अधिकतर वह सिर के आधे भाग तक ही सीमित रहती है। इसलिए इस रोग का नाम 'आधा सीसी' पड़ गया है।

यह पीड़ा इतनी भयंकर होती है कि रोगी की आंखें बन्द हो जाती हैं, तथा चह चीखना–चिल्लाना प्रारम्भ कर देता है और चारपाई पर लेटकर पलोटे खाता है। इस अवस्था में उसका जी मिचलाने लगता है और उल्टियां आना प्रारम्भ हो जाती हैं। उल्टी करने से रोगी को थोड़ी–सी राहत मिल जाती है उसके चेहरे का रंग पीला पड़ जाता है, पर शारीरिक तापमान सामान्य बना रहता है। आधा सीसी का दौरा दो–तीन दिन तक रह सकता है इसके पश्चात् वह पूर्ण स्वस्थ हो जाता है।

इलाज–(1) नौसादर एक तोला, कपूर एक माशा को बारीक खरल करके शीशी में बन्द करके रखें। जरूरत के समय एक चुटकी नाक में चढ़ायें। आधा सीसी के अतिरिक्त दूसरे प्रकार के सिरदर्द और दाढ़–दांत के दर्द के लिए भी उपयोगी है।

(2) राई को पानी में पीसकर कनपटी पर लेप करें। आधा सीसी का दर्द दूर हो जायेगा।

(3) गाय का ताजा घी प्रातः सायं नाक में चढ़ाने से नाक से खून गिरना बन्द हो जाता है और आधा सीसी ठीक हो जाता है।

(4) लहसुन को पीसकर दर्द वाले भाग पर लेप करें (गाढ़ा–गाढ़ा) थोड़ी देर बार लेप हटा दें नहीं तो मस्तक या कनपटी पर छाले पड़ जाएंगे। जिस तरफ दर्द है, उस ओर के नाक के नथूने में दो बूंद लहसुन का रस डालने से आराम मिलता है।

(5) रीठे का छिलका पानी में पीसकर नाक में टपकायें, इससे छींके आयेंगी और नाक से पानी बहकर दर्द दूर हो जाएगा।

जब किसी व्यक्ति को इस दर्द के दौरे पड़ें तो उसे किसी ऐसे स्थान पर आराम से लेटने दें, जिसमें रोशनी कम हो। उसके पास शोरगुल न होने दें और खाने को कुछ न दें। यदि दौरा पड़ने से पहले कुछ खा लिया हो तो एक गिलास नीम गर्म पानी में नमक मिलाकर पिलायें और गले में अंगुली डालकर कै करायें।

पीलिया

लक्षण–इस रोग में रक्त स्थित 'बाइलीरूविन' नामक पदार्थ सामान्य से अधिक हो जाता है, जिसके फलस्वरुप त्वचा, नाखून, पेशाब और मुंह के अतंराल में पीलापन दिखायी देने लगता है। 'बाइलीरुविन' नामक रंगदार पदार्थ हमारे शरीर में नित्य प्रति बनता है, जिसकी उत्पत्ति का मूल स्त्रोत है, रक्त के लाल कणों का जीवन–काल लगभग 120 दिन माना गया है। इसके पश्चात् वे नष्ट हो जाते हैं। नष्ट होने पर इनके शरीर से 'बाइलीरूविन' नामक पदार्थ उत्पन्न होता है। जो रक्तमार्ग द्वारा शरीर में भ्रमण करता रहता है। इस प्रकार यह यकृत में पहुंच जाता है, जहां इसका कुछ अंश नष्ट हो जाता है तथा कुछ भाग पित्त–रस द्वारा छोटी आंत में पहुंचकर मल के साथ मिल जाता है तथा मल को अपने अनुरुप रंग प्रदान कर देता है। यही कारण है कि मल का रंग तरह–तरह का होता है। 'बाइलीरूविन' को यकृत से आंत तक पहुंचाने वाली 'वाइलडेक्ट' में यदि रुकावट आ जाए तो यह पदार्थ आंत में नहीं पहुंच पाता। परिणामतः मल का रंग श्वेत पड़ जाता है और श्वेत मल का होना! इसी बीमारी का प्रधान लक्षण माना जाता है। इसी प्रकार बाइलीरूविन की कुछ मात्रा मूत्र मार्ग द्वारा निकलकर मूत्र को अपने अनुरूप बना देती है।

ये सब सामान्य क्रियाएँ हैं, जो हमारे शरीर में नित्य प्रति होती रहती है, परन्तु यकृत की खराबी के फलस्वरुप बाइलीरूविन का चक्र बिगड़ जाता है। परिणामतः इसकी मात्रा रक्त में बढ़ जाती है, जो आंख त्वचा और नाखून इत्यादि अंगों में एकत्र हो जाती हैं इस प्रकार ये अंग पीले दिखायी देने लगते हैं और शरीर में कमजोरी बढ़ जाती है।

इलाज–(1) पीली हरड़ का छिल्का पानी में जोश देकर पिलायें। पीलिया में उपयोगी है।

(2) मेहंदी की पत्तियां दो तोले रात को पानी में भिगो दें। इसे सबेरे छानकर पिलायें तो कुछ दिनों के प्रयोग से पीलिया दूर हो जाता है।

(3) मीठे (बेदाना) या मीठ—कंधारी अनार का रस प्याला—भर लोहे के पात्र (बर्तन) में रात को छत पर रख दीजिए। प्रातः उठकर उसमें मिश्री घोल लें। इसे एक पक्ष (15 दिन) तक पीने से पीलिया बिल्कुल दूर हो जाता है।

(4) बिना छिले एक केले के ऊपर भीगा हुआ चूना लगा दें। रात भर ओस में पड़ा रहने दें। सबेरे इसे छीलकर खा लें। प्रतिदिन ऐसा करने से एक से तीन सप्ताह के अन्दर पीलिया दूर हो जाएगा।

(5) कड़वे कद्दू (तोमड़ी) का टुकड़ा पानी में घिसकर नाक में सुड़कें। कुछ दिनों के प्रयोग से आंखों का पीलापन जाता रहेगा।

(6) 100 ग्राम गेहूं कड़ाही में अथवा एक बर्तन में डालिए। कड़छी को आग में लाल करके, गेहूं पर रखकर दबाइए। कड़छी में गेंहू का तेल—सा स्निग्ध द्रव लग जाएगा। इसे अंगुली के द्वारा रोगी की आंखों में अंजन की भांति लगाने से रोग दूर होगा।

(7) आंवले के आकार के आधा किलो प्याज को चौकोर चीरा देकर सिरके में डाल दीजिए। ऊपर से जरा—सा नमक और काली मिर्च डाल दीजिए। प्रतिदिन प्रातः काल सायं एक—एक प्याज निकाल कर रोगी को खिलायें। पीलिया दूर होगा।

(8) मूली के पत्तों को कूटकर उनका पानी दस तोला निचोडें और उसे आग पर रखें। जब खौल जाये तो नीचे उतार लें, छानकर और दो तोले लाल शक्कर मिलाकर रोगी को पिलायें। साथ ही मूली और उसके पत्तों को पकाकर खायें। पीलिया में उपयोगी है।

(9) एक बताशे पर कच्चे पपीते का रस 10 बूंद डालिए। 10-15 दिन खाने से पीलिया दूर होगा।

मधुमेह

लक्षण—रोगी बार—बार और अधिक पेशाब करता है। रक्तचाप बढ़ जाता है। फोड़े—फुंसी और अन्य चर्मरोग हो जाते हैं। हाथ—पैरों में झनझनाहट, चमड़ी में रूखापन और शरीर में खुजली हो जाती है। कभी—कभी नाखून भी टूटते हैं। शक्ति घट जाती है। मुंह में छाले, पलकों में गोहरियां और मोतियाबिन्द भी हो सकता है। पाचन—शक्ति खराब हो जाती है हर समय भूख लगती है। होंठ सूखे रहते हैं। हृदय—रोग भी हो सकता है। सांस लेने में कठिनाई होती है। सिरदर्द और आलस्य बढ़ जाता है और खून खराब हो जाता है। बार—बार बुखार, उल्टी, और शरीर कांपने लगता है।

इलाज–(1) जामुन की गुठली की मींगी दो तोला, खस–खस का छिलका दो तोला को पीस–छानकर सबेरे–शाम तीन–तीन माशे छाछ या पानी के साथ खायें, उपयोगी है।

(2) हरे करेले कूटकर उनका पानी निचोड़कर पांच तोला प्रतिदिन पियें। इस रोग में अत्यन्त लाभदायक है।

(3) टमाटर का सलाद, टमाटर की भाजी और टमाटर का रस पानी की तरह सेवन करने से मधुमेह ठीक हो जाता है।

(4) बिनौला दो तोला को थोड़ा–सा कूटकर तीन पाव पानी में जोश दें यहां तक कि एक पाव रह जाये तो इसको छान कर पियें।

(5) सखाहोली बूटी एक तोला, काली मिर्च सात दाने। इन्हें पानी में पीस–छानकर कुछ दिन लगातार पिलाते रहने से लाभ होता है।

हैजा

लक्षण–हैजे का प्रकोप प्रायः गर्मी के दिनों में होता है। यह अचानक होने वाली बीमारी है। रोगी को इसका पूर्वाभास नहीं होता; यद्यपि कुछ रोगियों में हैजा होने के चार–पांच दिन पहले से ही अतिसार लगने की शिकायत पायी जा सकती है। जब बीमारी पूर्ण रूप से प्रकट होती है, रोगी को वेग से दस्त आने प्रारम्भ हो जाते हैं और उल्टियां आने लगती हैं। अतिसार एवं वमन का यह क्रम एक ही दिन में सैकड़ों बार हो सकता है। बार–बार शौच जाने के कारण रोगी मूर्च्छित हो सकता है।

इस रोग की मुख्य रूप से तीन अवस्थाएं मानी जाती हैं। यथा

निर्गमन की अवस्था–इस दशा में विशेषतः अतिसार और वमन की शिकायतें होती हैं। यह स्थिति लगभग 10-12 घंटें रहती है रोगी को तीव्र गति से उल्टियां होनी प्रारम्भ हो जाती हैं। इसके पश्चात् अतिसार होने लगते हैं। पेट में पीड़ा एवं ऐंठन की शिकायत हो जाती है। दो–चार बार मल त्यागने पर, मल का रंग चावल के मांड के समान श्वेत पड़ जाता है। हाथ–पैरों में अत्यन्त पीड़ा होने लगती है और नाड़ी की गति तीव्र हो जाती है।

शीतावस्था–यह कुछ घंटों से लेकर कुछ दिनों तक रह सकती है। इस अवस्था में रोगी ठंडा पड़ जाता है और मूर्च्छित हो जाता है। रोगी मृत व्यक्ति के समान निश्चेष्ट दिखायी देता है। त्वचा श्वेत पड़ जाती है। शरीर का

तापमान बढ़ सकता है। इस अवस्था में अतिसार बन्द हो जाते हैं, किन्तु उल्टियां आती रहती हैं। मूत्र की मात्रा कम हो जाती है अथवा बिल्कुल बन्द हो जाती है। पेट की ऐंठन में कोई कमी नहीं होती। नाड़ी की गति अनुभव नहीं होती वह अत्यन्त मन्द पड़ जाती है।

प्रत्यावर्तन की अवस्था—इस अवस्था में रोगी अत्यन्त दुर्बल हो जाता है। साधारणतः वह अपने शरीर को हिला भी नहीं सकता। शरीर के भार में कमी आ जाती है और नाड़ी की गति तीव्र हो जाती है। आंतों में रुकावट आने के कारण पेट फूल सकता है। मूत्र का रंग गंदला पड़ जाता है और उसकी मात्रा कम हो जाती है। रक्तचाप सामान्य से कम हो जाता है। इस दशा में वमन एवं अतिसार बन्द हो जाते हैं, परन्तु रोगी के श्वास में एक विशेष प्रकार की दुर्गन्ध आना शुरू हो जाती है यदि इस रोगी की चिकित्सा न की गयी तो उसकी मृत्यु हो जाती है।

इलाज—(1) यदि हैजे का रोगी कै और दस्तों की अधिकता से निढाल हो जाये तो अफीम आधी रत्ती को एक रत्ती चूने में मिलाकर खिला दें (चूना, जो पान में मिलाकर खाया जाता है) तुरन्त दस्त बन्द हो जायेंगे और रोगी को नींद आ जाएगी।

(2) नींबू का बीज, अर्क गुलाब में पीसकर देने से भी कै और दस्त बन्द हो जाते हैं।

(3) आक की जड़ उखाड़ कर मिट्टी साफ करके उसका छिलका उतारें और उसके बराबर काली मिर्चें मिलाकर अदरक के रस में खरल करके चने के बराबर गोलियां बनाये। एक–एक गोली, दो–दो घंटें के बाद दें। छोटी इलायची और पुदीना को पानी में जोश देकर ठंडा करके घूंट–घूंट पिलायें।

जब घर के किसी व्यक्ति को हैजा हो जाए तो उसे दूसरे स्वस्थ व्यक्तियों से अलग कमरे में रखें, उसके खाने–पीने के बर्तन भी अलग रखें। देखभाल करने वाले को रोगी के कपड़े या बर्तन छू जाने के बाद अपने हाथों को गर्म पानी और साबुन से धो डालना चाहिए।

रोगी के कै–दस्त को किसी गढ़े में डालकर दबा देना चाहिए और जब रोगी अच्छा हो जाये तो उसके कमरे में सफेदी करायी जाये और उसके बिस्तर तथा कपड़ों को पानी में जोश देकर धोया जाये अथवा उन्हें जला दिया जाये। इस प्रकार रोगी की स्वच्छता का विशेष ध्यान रखा जाना आवश्यक है।

लू लगना

लक्षण—ग्रीष्म ऋतु में मध्य अप्रैल के बाद से जून के अन्त तक गर्मी और लू का प्रकोप रहता है, जिसके कारण प्रति वर्ष अनेक व्यक्ति गर्मी और लू के शिकार होते हैं।

लू लगने से रोगी का तापमान एकाएक इतना बढ़ जाता है कि उसे नियंत्रित करना कठिन हो जाता है। रोगी कुम्हलाये हुए पौधे की भांति मुरझा जाता है। सारे शरीर में दाह और जलन बढ़ जाती है। आंखें लाल हो जाती हैं, जी मिचलाता है और प्यास बढ़ जाती है। पेशाब गहरे पीले रंग का हो जाता है सिर में दर्द और तंद्रा, बेहोशी हो जाती है। रोगी बेचैनी और परेशानी की अवस्था में बार–बार इधर–उधर हाथ–पैर मारता है। दस्त भी हो सकते हैं।

इलाज—रोगी को पूर्ण विश्राम करना आवश्यक है। बुखार को शान्त करने के लिए सिर पर बर्फ रखें और आवश्यकता पड़ने पर, रोगी के समूचे शरीर को बर्फ के पानी में भिगोये वस्त्र से लपेट दें। पंखे का प्रयोग ठीक रहता है। खस के पंखें को पानी में भिगोकर हवा करने से रोगी को राहत मिलती है। ध्यान रहे कि लू से पीड़ित रोगी के बुखार को शान्त करने पर सब से अधिक ध्यान देना चाहिए। यदि रोगी का बुखार नियंत्रित किया जा सका तो रोगी के ठीक होने में देर नहीं लगती।

(1) रोगी को नींबू की शिकंजी पिलाना चाहिए, इसके अतिरिक्त फालसे का रस, आम का पन्ना और प्याज के रस का प्रयोग भी उत्तम समझा जाता है।

(2) पकी इमली को जल में घोलकर थोड़ी चीनी मिलाइए, इमली के इस पन्ने को पीने से लू का प्रभाव नष्ट हो जाता है।

(3) चने के सूखे साग को ठंडे जल में भिगो कर शरीर पर मल लीजिए। इसी जल को रोगी को पिलाइए और हाथ–पैरों पर मलिए। प्यास लगने पर खस और चन्दन का शर्बत पिलाते रहना चाहिए।

(4) इस रोग से बचने के लिए प्याज बहुत ही गुणकारी औषधि है। गर्मी के दिनों में प्याज को खाना और पास रखना दोनों ही समान रूप से गुणकारी हैं।

क्षय (तपेदिक)

लक्षण—क्षय का सबसे साधारण और प्रथम लक्षण बिना किसी रोग के

प्रत्यक्ष ज्ञान होते ही कमजोरी का अनुभव करना हो सकता है। बहुधा क्षय के रोगी को इस अवस्था में चलने–फिरने की इच्छा नहीं होती और सदा एक प्रकार की कमजोरी सताती रहती है।

दूसरा लक्षण खांसी का होता है और तीसरा लक्षण बुखार है। क्षय के बुखार की सबसे बड़ी विशेषता यह होती है कि यह बहुधा शाम को हुआ करता है या शाम को बढ़ जाया करता है। इसके अलावा इसके लक्षणों में मुंह से ऐसे ही या कफ के साथ रक्त का आना है। रात को सोते समय पसीना, आना, वजन का घटना आदि भी मनुष्य को सचेत करने के लिए पर्याप्त है। इन बताये हुए लक्षणों में से कोई एक प्रत्यक्ष रह सकता है, जिसका अनुभव भली भांति किया जा सकता है या संभव है कि कई लक्षण एक साथ प्रकट हों।

इलाज–(1) मीठे कंधारी या बेदाना अनार के रस में जरा–सा नमक, पिप्पली, जीरा, सोंठ और दालचीनी का चूर्ण डालकर दो महीने लगातार पिलाएं। एक बार में अनार के रस का एक छोटा गिलास भी काफी होता है।

(2) मीठे कंधारी या बेदाना अनार का रस 250 ग्राम, पीपल (पिप्पली) 10 ग्राम, सोंठ 10 ग्राम, जीरा (सफेद) 10 ग्राम, दालचीनी (असली बढ़िया) 10 ग्राम, केसर (असली) 5 ग्राम, पुराना गुड़ सौ ग्राम–इन सब वस्तुओं को कड़ाही में डाल कर मन्द आंच पर पकाइए जब खूब गाढ़ा हो जाए तो नीचे उतार कर इसमें छोटी इलायची के दाने का चूर्ण 5 ग्राम बुरक कर भली भांति मिला दें। पांच–पांच ग्राम की गोलियां बनाकर रख लीजिए। रोगी को प्रतिदिन प्रातः–सायं एक–एक गोली एक छोटा गिलास भेड़ या बकरी के दूध के साथ दीजिए।

क्षय रोगी को शीघ्र हजम होने वाले खाद्य पदार्थ जो पौष्टिक हों, देने चाहिए। भेड़, बकरी या गाय का दूध, फल, हरी सब्जियां खाना आवश्यक है। रोगी के वस्त्र साफ रखने के अतिरिक्त उसे अलग साफ कमरे में रखना चाहिए। उसके आराम करने की उचित व्यवस्था आवश्यक है।

निमोनिया और पसली का दर्द

लक्षण–इस रोग में एक अथवा दोनों फेफड़ों में या उसकी झिल्लियों में सूजन पैदा जाती है अथवा पसलियों के भीतर की ओर अस्तर करने वाली झिल्ली सूज जाती है। रोगी को बुखार हो जाता है। पसलियों के नीचे भीतर

की ओर चुभन के साथ दर्द भी होता है। बार–बार सूखी खांसी उठती है सांस जल्दी–जल्दी और तंगी से आती हैं, प्यास लगती है और चेहरे पर सुर्खी फैल जाती है। सांस लेते समय रोगी के नथुने फूलते हैं।

इलाज–(1) बारहसिंघे का एक सींग एक तोला लेकर उस पर अजवायन और कलमी शोरा एक–एक तोला को थोड़े–से पानी में पीसकर लेप करें और दो सेर कोयलों की आग पर रखें जब आग ठंडी हो जाये तो बारहसिंघे की सींग की डली को निकालकर बारीक पीसकर रखें। निमोनिया और पसली से दर्द में दो रत्ती से चार रत्ती तक एक तोला शुद्ध शहद में मिलाकर सवेरे–शाम चटायें और बारहसिंघे के सींग को पानी में घिसकर उसमें थोड़ी–सी काली मिर्च पीसकर हल्का गर्म करके दर्द की जगह लगायें।

(2) अंरड की जड़ छह माशे और सोंठ तीन माशे को पानी में जोश देकर शहद दो तोले से मीठा करके पिलायें।

(3) रोगन तारपीन की मालिश करना निमोनिया और पसली के दर्द में लाभदायक है।

(4) करील की जड़ को पानी में पीसकर गर्म करके लगाना भी लाभ–दायक है।

मोतीझरा (टायफाइड)

यह एक विशेष प्रकार का मियादी बुखार होता है। इसमें गर्दन और छाती पर मोतियों जैसे दाने उभर आते हैं। यह बुखार 7, 11 और 21 दिन का होता है और अपने समय पर ही उतरता है। तभी इसे मियादी बुखार कहा जाता है। यह अधिकतर बच्चों में होता है।

लक्षण–इसमें बुखार कभी तेज और कभी कम हो जाता है। गर्दन और छाती पर दाने दिखाई देते हैं। भूख नहीं लगती, बुखार पूरी तरह नहीं उतरता, शरीर टूटता है, प्यास लगती है।

इलाज–इस बुखार में रोगी का बहुत ख्याल रखना चाहिए। खाना बिल्कुल नहीं देना चाहिए। चाय, दूध फल आदि ही दिए जाएं। बिस्तर और स्थान साफ रखें और हवा बराबर ताजी आती रहनी चाहिए।

उन्नाब के दो दाने, मुनक्के तीन, खूबकलां तीन ग्राम, मिश्री 10 ग्राम–सब वस्तुएं पीसकर 100 ग्राम पानी में मिलाएं फिर छानकर रोगी को दिन में तीन–चार बार पिलाएं।

तुलसी के पत्ते, केसर की सात पत्तियां, काली मिर्च के सात दाने–इन सबको पीस लें और छोटी–छोटी इक्कीस गोलियां बनाकर दिन में एक या दो बार दूध के साथ दें। दाने शरीर से जल्दी उतर जाएंगे और बुखार तेज नहीं चढ़ेगा।

इन्फ्लुएंजा

यह एक प्रकार का नजला बुखार होता है इस रोग का कारण विशेष कीटाणु होते हैं जो सांस के साथ शरीर में प्रवेश कर जाते हैं। नाक और बलगम में विशेष रूप से रहते हैं। रोगी को सबसे पहले नजला–जुकाम ही होता है। रोगी सुस्त और बेचैन हो जाता है खांसते समय कंठ में पीड़ा होती है और सिर में दर्द तेज होता है। बुखार एकदम तेज होता है।

इलाज–रोगी को साफ–सुथरी जगह सुलायें हल्का खाना, फल और दूध दें। खट्टे फल और खाद्य–पदार्थ न दें।

चंदन, लोबान का धुआं कमरे में करें ताकि वायु शुद्ध ओर कीटाणुरहित हो जाये।

कपूर की डाल को थोड़ी–थोड़ी देर में सुंघाते रहें।

गर्म पानी में नमक मिलाकर गरारे सुबह–शाम करवाएं।

तुलसी के पत्ते 10 ग्राम, लौंग 6 दाने, नमक हिसाब से 250 ग्राम पानी में उबालें जब पानी आधा रह जाए तो छानकर रोगी को पिलाएं।

अजवायन, दालचीनी बराबर मात्रा में लेकर पानी में उबालें तथा छानकर पिलाएं।

इस बीमारी में आरम्भ के तीन–दिन यदि रोगी को खाने के लिए कुछ न दें तो बुखार पर जल्दी काबू पाया जा सकता है। केवल हल्की चाय पिलाएं पानी उबाल कर पिलाएं। बाद में मूंग की पतली दाल लें। साबूदाने की पतली खीर भी दे सकते हैं।

❑❑❑

अन्य शारीरिक बीमारियां

कैंसर

लक्षण—कैंसर, क्षय की भांति महारोग है। कैंसर वास्तव में हैं क्या ? इस प्रश्न का अभी तक कोई वैज्ञानिक दो टूक उत्तर नहीं दे सका है और यही इस रोग को अत्यन्त भयानक बनाता है सामान्यतया इस रोग का सम्बन्ध कोशिकाओं की सड़न से है। इस प्रकार की कोशिकाएं जो सामान्यतया फोड़े—फुंसी का ही रूप लेती हैं। धीरे—धीरे आक्रामक स्थिति में आ जाती हैं और आसपास के क्षेत्र को प्रभावित करती हैं। कैंसर की यह आक्रामक स्थिति वास्तव में रोग की चरम सीमा है और यदि इस अवस्था में रोग को बढ़ने दिया गया तो कैंसर अपनी मारक स्थिति में आ जाता है।

वास्तव में कैंसर बुढ़ापे का रोग है यद्यपि थोड़ी मात्रा में यह बचपन में भी आक्रमण कर सकता है।

इलाज—कैंसर की चिकित्सा तीन महत्वपूर्ण आधारों पर निर्भर है। ऐसी कोशिकाओं को पहचानना, जो किसी समय बिगड़कर कैंसर का रूप ले सकती हैं। सामान्य उपचार से इस अवस्था को नियंत्रित किया जा सकता है। कैंसर पूर्व की अवस्था की जानकारी प्राप्त करना दूसरा कदम है।

इस सिलसिले में यह जानना जरूरी है कि कैंसर एक ही रोग नहीं और इसे रोकने का एक ही तरीका नहीं हो सकता। यदि प्रत्येक प्रकार के कैंसर को अलग से समझने की कोशिश की गई तो 50 प्रतिशत ऐसे व्यक्तियों को बचाया जा सकता है, जो जानकारी के अभाव में कैंसर के शिकार हो सकते हैं। कुछ रोगी ऐसी स्थिति में होते हैं कि उनके रोग को कैंसर तो नहीं कहा जा सकता, किन्तु थोड़ा बिगड़ जाने पर वह कैंसर बन जाता है इस प्रकार के रोगियों की आरम्भिक चरण में ही चिकित्सा की जाये तो उनके जीवित रहने की आशा बढ़ जाती है रोगग्रस्त अंगों पर शल्यक्रिया, रेडियो—चिकित्सा या रासायनिक चिकित्सा का उपयोग किया जा सकता है।

पक्षाघात

कारण और लक्षण—पक्षाघात के अनेक कारण हो सकते हैं जिनमें रक्तवाही धमनियों सम्बन्धी विकार सबसे अधिक होते हैं। इन विकारों की तीन श्रेणियां हैं—पहले विकार में मस्तिष्कीय धमनी फट जाती है और रक्त–विसावण हो जाता है, जिसके कारण मांसपेशी को नियंत्रण करने वाला अंग मारा जाता है और पक्षाघात हो जाता है। रक्तचाप बढ़ने पर यह विकार सबसे अधिक बनता है, क्योंकि रक्त के बढ़े दबाव के कारण धमनी फट जाती है। दूसरे विकार में किसी कारण बना रक्त का कतरा धमनी में अटक जाता है और इस प्रकार रक्त का प्रवाह रुक जाता हैं, तीसरे विकार में धमनी की भीतरी तह में चर्बी एकत्र हो जाती है, जो शनैः शनैः बढ़कर रक्त–मार्ग को रोक देती है। यह विकार शनैः शनैः बनता है, जबकि पहले दोनों विकार एकाएक प्रकट हो जाते हैं। पक्षाघात के अन्य महत्वपूर्ण कारण हैं सिर में चोट लगना, ट्यूमर या फोड़ा बनना, पोलियो इत्यादि।

पक्षाघात होने पर रोगी प्रभावित अंग इच्छानुसार हिला डुला नहीं सकता। जो रोगी बोल नहीं पाते, उनकी चिकित्सा कराना बहुत कठिन हो जाता है, परन्तु कभी–कभी सही कारण पता होने पर ये लक्षण भी ठीक हो सकते हैं। पक्षाघात का इलाज अविलम्ब किया जाना चाहिए।

इलाज—(1) लहसुन की पोथियां चार–पांच दानें छीलकर पीसें और शुद्ध शहद एक तोला में मिलाकर चाटें।

(2) उड़द और सोंठ का काढ़ा पिलाएं।

(3) कपास की जड़ की छाल पीस–छानकर छह माशे के बराबर शुद्ध शंहद में मिलाकर रोगी को सेवन करायें।

(4) प्यास लगने पर रोगी को, पानी में शहद मिलाकर पिलाया करें।

हृदय रोग

मनुष्य का हृदय, वास्तव में एक अनोखी पेशीय रचना है जो मीलों लम्बी धमनियों, कोशिकाओं तथा शिराओं में जीवन पर्यन्त रुधिर परिवहन बनाये रखती है। यह पंप 60-80 बार प्रति मिनट सिकुड़ता है और खून को बराबर धमनियों में ठेलता रहता है। यदि मनुष्य 70 वर्ष की आयु तक जीवित रहता है तो इस अरसे में हृदय में 3,00,00,00,000 बार हृदय गति होती है। वयस्क मनुष्य का हृदय एक बन्द मुट्ठी के बराबर होता है और इसका वजन लगभग दो सौ ग्राम होता है।

लक्षण–हृदय के कई प्रकार के रोग हो सकते हैं। ये पेरीकार्डियम में, इसकी पेशीय दीवारों में, इसके भीतरी अस्तर में और इसके कपाटों या वाल्व से सम्बन्धित होते हैं। कुछ का सम्बन्ध हृदय से जुड़ी तंत्रिकाओं से भी होता है। इनमें से जो रोग उच्च रक्तचाप (हाई ब्लडप्रेशर) से किसी प्रकार भी सम्बन्धित होते हैं वे अन्य प्रकार के हृदय रोगों से आमतौर पर अधिक होते हैं, क्योंकि हृदय के कार्य तथा ब्लडप्रेशर में निकट सम्बन्ध होता है।

जब रक्त चाप बढ़ जाता है, तो हृदय को धमनियों में रुधिर पंप करने में अधिक परिश्रम करना पड़ता है। इसे हाइपर–टेन्शन कहते हैं। स्थायी रूप से होने पर इसके कारण हृदय की पेशियों की थकावट बराबर बढ़ती जाती है, जिससे किसी दिन अचानक हृदय की धड़कन बन्द (हार्टफेल) भी हो सकती है यह आवश्यक नहीं कि हाई ब्लडप्रेशर होने पर सभी मनुष्यों के हृदय में विकार उत्पन्न हो जाएं। फिर भी हाई ब्लडप्रेशर होने पर हृदय में खराबी आ जाने की पूरी सभांवना रहती है।

नाड़ी की तेज गति, हृदय की तेज धड़कन, थोड़ा–सा परिश्रम करने या घबराहट में सीने में दर्द होना, पैर या घुटनों में सूजन हो जाना, चक्कर आना या बेहोश हो जांना, हल्के श्रम से ही जल्दी–जल्दी सांस लेना इस रोग के मुख्य लक्षण हैं।

इलाज-(1) जब रोगी को हृदय के दर्द का दौरा पड़े तो उसे आराम से बिस्तर पर लिटायें। गुलाब का इत्र सुंघायें और हृदय–स्थल पर मलें। गुलाब के फूलों को सुंघाना भी उपयोगी है।

(2) हीरा हींग एक रत्ती, मुनक्का में गुठली की जगह गोली बनाकर हल्के गर्म पानी से खिलायें।

(3) जवाखार एक माशा, गुलाब के अर्क में घिसकर पिलायें। बेहोशी को दूर करने के लिए उपयोगी है।

(4) प्रायः हर प्रकार के हृदय–रोग में लहसुन की कलियां छीलकर तथा दूध में पकाकर खिलाने से आराम होता है, इसमें समय लगता है। अतः धैर्य रखने की आवश्यकता होती है।

(5) हृदय रोग के रोगी को अरबी की बनी सब्जी निरंतर दीजिए–केवल 25 ग्राम एक बार में। यह सब्जी हृदय रोग में आश्चर्यजनक लाभ पहुंचाती है।

इस रोग के प्रथम आघात से अधिकांश मनुष्य बच जाते हैं। इस आघात के बाद ठीक प्रकार और नियमित रूप से डाक्टरों की सलाह के अनुसार खान–पान तथा रहन–सहन में उचित परिवर्तन करने से मनुष्य सामान्य आयु तक जीवित रह सकता है।

दमा या श्वास-रोग

लक्षण–शरीर क्रिया विज्ञान की दृष्टि से 'श्वास' एक प्रक्रिया है। वायु को भीतर ग्रहण करने और बाहर फेंकने की क्रिया को श्वास कहतें हैं। रोग–विज्ञान में यही 'श्वास' शब्द उस रोग का बोध कराता है, जिसे साधारण बोलचाल में 'दमा' या 'सांस' कहते हैं।

श्वास ग्रहण करते समय बाह्य वायु को हम भीतर लेते हैं, फिर थोड़ा रुके रहने के उपरान्त उस भीतरी वायु को बाहर निकाल देते हैं। इसे 'श्वास–प्रश्वास' या 'उच्छवास–निःश्वास' कहा जाता है। इस क्रिया का स्थायी रूप से बंद हो जाना ही मृत्यु है और जारी रहना ही 'जीवन' है।

सांस अथवा दमा के रोगी को बार–बार खांसी उठना, ढेरों बलगम गिरना, सांस का पूरी तरह न निकलना अर्थात् बाहर से वायु को भीतर फेफड़े में पूरी तरह न खींच सकना, सांस लेने में बेहद कष्ट अनुभव होना, सांस का सांय–सांय शब्द करते हुए धौंकनी की तरह चलना, श्वास कष्ट और खांसी के कारण लेट न पाना तथा रात–रात भर बैठे रहना–ये श्वास रोग या दमा के रोगियों के आम लक्षण हैं। इन लक्षणों में सांस न गड़ना और खांसी उठते रहना–ये दो बातें साथ–साथ देखी जाती हैं और दोनों का उपचार करना होता है।

श्वास रोग की विशेषता यह है कि इसमें सांस उखड़ने के वेग या दौरे पड़ते है। दौरे के समय सांस पूरी तरह लेने को नहीं मिलती और वायु को भीतर खींचने में अति परिश्रम करना पड़ता है। रोगी को मर्मान्तक कष्ट होता है। उसकी दशा बड़ी दयनीय होती है। ऐसा प्रतीत होने लगता है कि बस, अब रोगी चला। परन्तु कुछ समय बाद जब यह वेग निकल जाता है, तो सांस पहले की तरह आने जाने लगती है। श्वास–कष्ट शान्त हो जाता है और तब वही रोगी स्वस्थ दिखाई पड़ता है।

इलाज-(1) अलसी एक तोला को थोड़ा–सा कूटकर पाव भर पानी में जोश दें। जब पानी आधा रह जाये, शहद दो तोला मिलाकर पियें। खांसी और दमे के लिए उपयोगी है और बलगम को निकालता है।

(2) बासे के फूल पांच तोले को खांड 15 तोले में हाथ से मलकर एक मरतबान में रखें यह बासे के फूलों को गुलकन्द बन जाएगा। एक–एक तोला सुबह–शाम खाएं। खांसी दमा में उपयोगी है।

(3) प्याज का रस 50 ग्राम, ग्वारपाठे के गूदे का रस 50 ग्राम, अदरक का रस 50 ग्राम और शुद्ध शहद 50 ग्राम इन सबको मिलाकर कांच के बर्तन

में डालें। ढक्कन से उस बर्तन का मुंह बन्द करके जमीन में गाड़ दें। 72 घंटें बाद बर्तन को जमीन से निकालकर, रोगी को प्रतिदिन तीन बार (प्रातः, दोपहर और सांयकाल) 6-6 ग्राम चटावें।

(4) बासे के सात पत्ते लेकर पानी में जोश दें और छानकर शहद दो तोला मिलाकर पियें। खांसी दमे में उपयोगी है।

(5) यदि प्राप्त हो तो देशी मोम, राल और घी को मिला लें। इस मिश्रण को अंगारों पर डालें। उससे उठने वाले धुएं को नाक द्वारा भीतर खींचने से भी दमा का वेग घटता है।

दमा का वेग शान्त होने पर छाती और सांस की नलियों में जमे कफ को सुगमता से बाहर निकाल देने की आवश्यकता होती है इसके लिए वमन या कै करना अच्छा है। 3 तोला मुलैठी को तीन पाव पानी में उबाल–छानकर दो हिस्से कर लें। एक हिस्से में एक माशा नमक मिलाकर रोगी को गुनगुना पिला दें। इससे वमन होकर भीतर का कफ सुगमता से निकल जाता है एक–दो मिनट तक वमन न होने पर दूसरी मात्रा भी इसी प्रकार दे देने से अवश्य वमन हो जाता है। गुड़ का शर्बत पिलाकर बाद में नमकीन पानी पिलाने से भी वमन अच्छी तरह हो जाता है। खुश्की भी अनुभव नहीं होती। यह ध्यान रखें कि अधिक कमजोरी में वमन कराना ठीक नहीं रहता, वमन कराने के बाद चित्त को शान्त कराने के लिए बड़ी इलायची के दाने चबाना और चूसना उपयोगी है।

इस रोग में यकृत को व्यवस्थित और आंतों को साफ रखना बहुत आवश्यक है। कब्ज हो तो उत्तम बड़ी हरड़ी का चूर्ण डेढ़–दो माशे की मात्रा में अति उपयोगी है।

उच्च रक्तचाप

उच्च रक्तचाप अथवा हाई ब्लड प्रेशर आजकल सामान्य रोग हो गया है। चालीस वर्ष से ऊपर की अवस्था के पुरुषों में यह सामान्य रूप से पाया जाता है। ब्लड प्रेशर अपने आप में कोई बीमारी नहीं, अपितु एक आवश्यकता है। गड़बड़ तब होती है, जब दबाब आवश्यकता से अधिक बढ़ जाता है अथवा घट जाता है। बढ़े हुए रक्तचाप को 'हाई ब्लड प्रेशर' और घटे हुए ब्लडप्रेशर को 'लो ब्लड प्रेशर' कहते हैं। यह अपेक्षाकृत कम होता है और उतना गम्भीर भी नहीं जितना कि हाई ब्लड प्रेशर।

लक्षण–निम्नलिखित लक्षणों की सहायता से हाई ब्लड प्रेशर को आरम्भिक अवस्था में जाना जा सकता है।

सिर में अक्सर दर्द रहना। यह दर्द आधे अथवा पूरे सिर में हो सकता है। बहुधा सवेरे सोकर उठते ही सिर में दर्द रहता है। यह दर्द दिन निकलने के साथ–साथ बढ़ता जाता है और दोपहर बाद कम होने लगता है।

अकारण थका–थका रहना, सवेरे उठने पर ताजा महसूस होना, परन्तु दोपहर तक थक जाना, किसी काम में एकाग्र चित्त न हो पाना।

चक्कर आना, अचानक उठने–बैठने में चक्कर आ जाना, ऐसा लगना जैसे चारों ओर की चीजें घूम रही हों, किन्तु कुछ ही क्षणों में सामान्य हो जाना।

बेचैनी महसूस करना और कभी–कभी नाक से ख़ून आ जाना।

ये हाई ब्लडप्रेशर के सामान्य लक्षण हैं, किन्तु इसका तात्पर्य यह नहीं है कि कभी–कभी सिर में दर्द हो जाने या चक्कर आ जाने का अर्थ हाई ब्लडप्रेशर है। कई अन्य कारणों से भी सिर में दर्द हुआ करता है।

हाई ब्लडप्रेशर से हानियां–शरीर के अन्य अंगों पर इसके प्रभाव बहुत हानिकारक हैं। मुख्यतः हाई ब्लडप्रेशर निम्नलिखित अंगों पर प्रभाव डालता है–

हृदय–बढ़े हुए ब्लड प्रेशर का प्रभाव हृदय पर सबसे पहले पड़ता है रक्त को अधिक दबाव से पंप करने के लिए हृदय की मांसपेशियां अधिक मोटी व मजबूत हो जाती हैं इतना तो ठीक भी है, क्योंकि मजबूत हृदय ही अधिक दबाव को संभाल सकता है किन्तु डर यह है कि मोटा होने की इस क्रिया में कहीं कारोनरी धमनी की दीवारें भी मोटी हो गईं हो तो हार्ट अटैक का खतरा बढ़ जाता है।

मस्तिष्क–यह एक अत्यन्त संवेदनशील अंग है। ब्लड प्रेशर बढ़ने पर डाक्टरों को सबसे पहली इसी की चिन्ता हुआ करती है। रक्त के दबाव के कारण बहुधा मस्तिष्क की रक्तवाहिनियां फट जाती हैं। ऐसा होने पर पक्षाघात हो जाता है यदि नस फटे नहीं तो उसके भीतर अवरोध हो जाता है और ऐसी स्थिति में आंशिक पक्षाघात हो जाना असम्भव नहीं है।

गुर्दे–हाई ब्लडप्रेशर के कारण गुर्दे के क्षतिग्रस्त हो जाने की संभावना बहुत अधिक रहती है बहुमूत्र तो एक सामान्य लक्षण है। रोगी को बराबर पेशाब के लिए जाना पड़ता है। विशेषतः रात के समय। गुर्दे की अत्यन्त कुशल छलनियां ठीक से कार्य नहीं कर पातीं, जिससे रक्त में यूरिया की मात्रा बढ़ने लगती है। अतः यह आवश्यक है कि समय–समय पर रोगी के मूत्र की डाक्टरी जांच की जाये।

आंखें–बहुत अधिक हाई ब्लड प्रेशर से आंख की सूक्ष्म नसें फट जाती

हैं। यह एक ऐसा स्थान है, जिसे डाक्टर 'आफथेलमोस्कोप' की सहायता से प्रत्यक्ष देख सकता है।

इलाज—हाई ब्लडप्रेशर के लिए आज अनेक अच्छी दवाएं उपलब्ध हैं। सर्पगंधा नामक पौधे की जड़ से हाई ब्लडप्रेशर की दवा बनायी जाती है। डाक्टर की सलाह से नियमित दवा के सेवन से ब्लड प्रेशर सामान्य हो जाता है। ब्लड प्रेशर के रोगी को चाय, कॉफी और सिगरेट के सेवन से बचना चाहिए।

बवासीर

लक्षण—यह रोग प्रायः तीस—चालीस वर्ष के पश्चात् होता है। प्रायः देखा गया है कि इस रोग का सम्बन्ध यकृत के विकारों से अधिक होता है। अतः इस अंग के कुछ अनजान कारणों द्वारा यकृत के रक्त संचार में कुछ ऐसा परिवर्तन आ जाता है, जिसके परिणामस्वरूप बवासीर का रोग हो जाता है सामान्य रुप से गुदास्थित शिराओं का रक्त यकृत में आता है। यदि किसी कारणवंश रक्त के इस प्रवाह में रुकावट उत्पन्न हो जाए तो इन शिराओं का रक्त गुदा में एकत्र होने लग जाता है, जो बवासीर को जन्म देता है।

गुदा स्थित इन शिराओं के प्रभावित विशेष भाग के आधार पर बवासीर को तीन प्रकार का बताया जाता है—(1) बाह्य, (2) आन्तरिक और (3) मिश्रित।

इन तीनों ही प्रकार के बवासीर में शिराओं के अन्दर रक्त जम जाता है, जिसके परिणामस्वरूप शिरा का यह भाग फूलकर बवासीर का मस्सा बना देता है।

वृद्धावस्था, शारीरिक क्षीणता अथवा अन्य किसी जीर्ण रोग के कारण बवासीर के ये मस्से गुदा के बाहर आ जाते हैं, जिन्हें रोगी पुनः अपने स्थान पर बिठा देता है। रोग की यह अत्यन्त दयनीय अवस्था मानी जाती है तथा इससे छुटकारा पाने के लिए केवल शल्य—चिकित्सा का सहारा शेष बच जाता है।

रोग की प्रबलता के आधार पर इसे दो प्रकार का कहा गया है—(1) तीक्ष्ण प्रभावकारी बवासीर, (2) दीर्घकाल तक रहने वाली बवासीर।

प्रथम प्रकार के रोग में शौच के उपरान्त बहुत रक्त आता है तथा यह क्रम लगभग नित्य प्रतिदिन चला करता है रक्त का ह्रास होने के कारण रोगी दुर्बल होकर एनीमिया का शिकार बन जाता है।

दीर्घकालीन बवासीर में रोगी को शौच के उपरान्त कभी—कभी रक्त आता है, किन्तु इन रोगियों के मस्से इन्हें बहुत परेशान करते हैं।

आन्तरिक बवासीर से पीड़ित रोगियों में मुख्य रूप से निम्नलिखित लक्षण पाये जाते हैं। (1) गुदा से रक्त आना, (2) मस्सों का बाहर निकलना, (3) उत्पीड़न और कब्ज रहना।

गुदा से रक्त आना—रोग की प्रबलता के आधार पर रक्त की मात्रा कम अथवा अधिक हो सकती है और यह भी सम्भव है कि रक्त बिल्कुल न आये। रक्त स्राव प्रायः रह—रहकर होता है। अर्थात्—दस—पांच दिन रोगी ठीक रहता है और इसके पश्चात् उसे पुनः रक्त आने लगता है, जो एकाध बार अथवा एक—दो दिन लगातार आता है। साधारणतः रक्त का रंग लाल होता है और शौच से मिश्रित होता है ।

यह रोगी महीनों अथवा वर्षों तक रक्त खोता रहता है। अतः वह दुर्बल—हो जाता है तथा एनीमिया का शिकार बन जाता है। वृद्धावस्था में बवासीर होने पर रोगी को कैंसर बन सकता है। अतः पचास वर्ष की उम्र के बाद गुदा द्वारा रक्तस्राव होने का निदान अवश्य कराना चाहिए।

मस्सों का बाहर निकलना—बवासीर से पीड़ित रोगी में वृद्धावस्था के कारण यह लक्षण मुख्य रूप से पाया जाता है। शारीरिक दुर्बलता के कारण शौच के समय भीतरी बवासीर के ये मस्से बाहर निकल जाते हैं। रोगी को लगता है, जैसे छोटी—छोटी मांस की थैलियां बाहर आ गई हों। रोज मस्सों को यथा स्थान वापस रखने से कुछ समय पश्चात् इन मस्सों में इन्फैक्शन हो जाता है, जिससे रोगी की दशा दयनीय बन जाती है।

उत्पीड़न—आन्तरिक बवासीर से पीड़ित रोगी को किसी प्रकार का उत्पीड़न अनुभव न होता हो, यह सम्भव है, परन्तु ऐसे रोगियों की संख्या कम होती है। ऐसे लोग बहुत होते हैं, जिन्हें शौच करते समय अत्यन्त पीड़ा अनुभव होती है कुछ रोगियों को पेट के निचले भाग में भारीपन अनुभव होती है अथवा उनकी पीठ में पीड़ा—सी रहती है कुछ रोगी ऐसे भी होते हैं, जिनकी जंघा एवं टांगों में दर्द अनुभव होता है—आन्तरिक बवासीर द्वारा उत्पन्न यह दर्द लगभग उसी प्रकार का लगता है, जैसा कि 'साइटिका' दर्द होता है।

कब्ज रहना—इन रोगियों में कब्ज की आम शिकायत रहती है। लगातार कब्ज रहने के कारण मल कड़ा हो जाता है और शौच के समय दबाव डालने पर रक्त आना आरम्भ हो जाता है। इसके अतिरिक्त कब्ज द्वारा उत्पन्न अनेक लक्षण पाये जाते हैं जैसे अपच, भूख कम लगना, कमजोरी, सिर दर्द इत्यादि।

बवासीर से पीड़ित रोगियों में 'एनीमिया' एक आम शिकायत बन जाती

है। अधिक रक्तस्राव हो जाने पर शरीर स्थित प्रोटीन का अभाव हो जाता है।

इलाज–(1) बवासीर खूनी हो या बादी, मूली से बढ़कर उसका और कोई इलाज नहीं है। मूली का रस एक कप लें तथा उसमें पिघला हुआ देसी शुद्ध घी छह ग्राम मिला लें। चम्मच से हिलाकर प्रतिदिन प्रातः तथा सायंकाल पीने से बवासीर ठीक हो जाती है।

(2) एक सफेद मूली को लम्बाई में चीरकर चार टुकड़े करके रात को नमक लगाकर ओस में रख दीजिए। प्रातः निराहार उसे खा लीजिए। इसके साथ ही मल त्यागने के बाद गुदा भी मूली के पानी से धोइए।

(3) भांगरे के रस में चोकर समेत गेहूं का आटा गूंथ लीजिए। इसकी रोटियां पकाकर, गाय के घी से चुपड़ कर खिलायें।

(4) यदि खूनी बवासीर हो तो दिन के भोजन के साथ मसूर की दाल खायें तथा एक बड़ा गिलास खट्टी छाछ का पीयें।

(5) बकायन के बीजों की गिरी ओर सौंफ दोनों को बराबर–बराबर लेकर बारीक पीसें और दोनों के बराबर खांड मिलाकर तीन–माशा सुबह–शाम खायें। बवासीरं बादी में लाभप्रद है।

(6) हरसिंगार के बीजों को छीलकर उनकी गिरी दो तोला लें और तीन माशे काली मिर्चों के साथ पीसकर पानी में गूंथकर मूंग के दाने के बराबर गोलियां बनायें दो–तीन माशा गोलियां प्रतिदिन सवेरे–शाम पानी के साथ खायें, खूनी बवासीर में लाभदायक है।

कमर का दर्द

लक्षण–कभी कमर में सख्त दर्द होता है, जो सर्दी लगने से बढ़ जाता है।

इलाज–(1) अरंड के बीजों की मींग सात तोला पीस कर आध सेर दूध में पकायें यहां तक कि खोया बन जाये। इसे चौदह तोले घी में भूनें और चौदह तोले खांड मिलाकर रखें। प्रतिदिन सबेरे दो तोले से चार तोले तक खायें। कमर के दर्द के लिए अत्यन्त उपयोगी दवा है।

(2) असगंध की जड़ को बारीक पीस–छानकर बराबर की खांड मिलायें और छह–छह माशे सबेरे–शाम दूध से खायें। असगंध के पत्ते तेल से चुपड़ कर गर्म करके दर्द के स्थान पर रखकर बांधें। तीन–चार बार के इस्तेमाल से दर्द जाता रहेगा।

(3) अरंड की जड़, सोंठ, धनिया, हर एक छह माशे रात के समय पानी में भिगो दें और सबेरे जोश देकर पियें। कमर के दर्द के लिए अत्यंत उपयोगी है।

(4) करील की जड़ जलाकर कोयला बनायें और इसको पीसकर दो–दो माशा की मात्रा में दो तोला घी के साथ खायें। कुछ दिन के प्रयोग से कमर का दर्द जाता रहेगा।

(5) धतूरा, आक, अरंड और थूहर–इन चारों के पत्ते आध–आध पाव लेकर कूटें और उनका पानी निचोड़कर उसके बराबर तिलों का तेल मिलाकर आग पर पकायें, यहां तक कि पानी जलकर सिर्फ तेल रह जाए। इस तेल की कमर में मालिश करने से अवश्य लाभ होगा। यह तेल गठिया के लिए भी लाभदायक है।

उन्माद अथवा पागलपन

लक्षण-यह रोग प्रायः किसी मानसिक आघात के कारण हुआ करता है। जैसे किसी व्यक्ति का जब कोई विशेष प्रियजन मर जाता है अथवा धन–दौलत की क्षति उठानी पड़ती है अथवा किसी प्रियजन के वियोग का आघात लगता है तो वह अपना मानसिक संतुलन खो बैठता है। उसे नींद नहीं आती । क्रोध बहुत जल्द आ जाता है। क्रोध में अपने सगे–सम्बन्धियों को मारने–पीटने लगता है कभी–कभी वह कपड़े फाड़ता और नंगा होकर घर से निकल जाता है।

इलाज–पागल रोगी का जो घरेलू इलाज किया जाता है, वह यह है कि रोगी को किसी अच्छी खुली जगह आराम से रखें। रोगी को दिन में (प्रति दिन) तीन–चार बार ठंडे पानी से नहलाते रहें।

(1) यदि रोगी को कब्ज की शिकायत हो तो इमली पांच तोला, सनाय की पत्ती सात माशा को रात के समय पानी में भिगो रखें। सबेरे छानकर गुलकंद चार तोला मिलाकर पिलायें।

इसके बाद असरौल बूटी (सर्पगंधा) की जड़ बारीक पीस–छानकर एक–एक माशा सवेरे–शाम खिलायें और ऊपर से बकरी का दूध पाव सेर, मिश्री दो तोला मिलाकर पिलायें। इसके कुछ दिनों के प्रयोग से रोगी को नींद आने लगेगी। उसकी तबीयत का क्रोध, चिड़चिड़ापन और जोश दूर हो जायेगा।

(2) यदि सर्पगंधा की जड़ न मिले तो कद्दू के बीज छह माशे खसखस

के बीज छह माशे, किशमिश 21 दाने पानी में पीस–छानकर सबेरे–शाम पिलायें।

पागल रोगी के लिए बकरी अथवा गाय का दूध उचित आहार है। इसके अतिरिक्त ठंडी हरी तरकारियां जैसे घिया (लौकी), टिंडा, तोरई और परवल का साग उचित है।

रोगी के विषय में इस बात का ध्यान रखा जाये कि यदि वह एक बार अच्छा हो जाय तो उसकी ओर से बिल्कुल संतुष्ट न हो जायें, क्योंकि एक बार अच्छा होने के बाद भी वह पागल हो सकता है।

हृदय की धड़कन

लक्षण–कुछ लोगों का हृदय इतना निर्बल होता है कि यह पाचन के तनिक से बिगाड़ और वायु की बढ़ोत्तरी से जल्दी–जल्दी और जोर–जोर से धड़कने लगता है यही 'हृदय का धड़कना' कहलाता है। कुछ रोगियों की यह दशा होती है कि जब उन्हें किसी प्रकार का दुःख या विषाद होता है अथवा वे क्रोध या चिन्ता से ग्रस्त होते हैं या किसी चीज से डर जाते हैं या किसी के व्यक्तित्व का रोब मान लेते हैं तो उनका दिल जोर–जोर से धड़कने लगता है।

कुछ रोगियों की यह दशा होती है कि ज्यों ही वे कोई मामूली–सी घटना देखते हैं या उसके बारे में सुनते हैं उनका हृदय धड़कने लगता है। कुछ रोगियों में दिल की धड़कन इतनी तेज होती है कि वे उसे झेल नहीं पाते और बेहोश हो जाते हैं।

इलाज–यदि धड़कन के रोगी का पाचन ठीक न रहता हो तो उसकी ओर ध्यान दें। कब्ज रहता हो तो उसे दूर करें और शीघ्र पचने वाले आहार खाने को दें। चिन्ता–विषाद और भय–क्रोध आदि से बचायें। रोगी को शराब, भांग और चरस पीने की आदत हो तो छुड़ाने की कोशिश करें।

(1) सेवती का गुलकंद, सेब का मुरब्बा, गाजर का मुरब्बा इनमें से जो भी मिले, दो तोला लेकर चांदी के वर्क में लपेटकर खायें।

(2) देसी गाजर को भूभल में दबा दें। जब वह भुन जाये तो आग से निकाल लें और साफ करने के बाद उसकी फांकें करके एक चीनी की तश्तरी में रखकर रात को ओस में रख छोड़ें। सवेरे इन पर गुलाब का अर्क और थोड़ी पिसी हुई चीनी छिड़क कर खायें। यदि अर्क गुलाब न मिले तो इसके बिना भी इस्तेमाल कर सकते हैं।

(3) सौंफ, धनिया (सूखा हुआ) बराबर लेकर पीस–छान लें। बराबर की खांड मिलाकर रखें छह–छह माशे भोजन के बाद फांकें।

चक्कर आना

लक्षण–चक्कर आने का मुख्य कारण शरीर का संतुलन बिगड़ना है। इस रोग से पीड़ित व्यक्ति को जब चक्कर आते हैं, तब उसकी बुद्धि भ्रमित हो उठती है। आंखों के सामने अंधेरा छा जाता है और वह बेहोश होकर जमीन पर गिर सकता है। इन शिकायतों को मुख्य रूप से दो भागों में विभाजित किया जा सकता है।

(1) चक्कर आने से पूर्व रोगी को बुद्धिभ्रम हो जाता है। वह पास की वस्तु दूर अथवा दूर की वस्तु पास देखने लगता है। अथवा उसे कई प्रकार के मिथ्या आकार दिखायी पड़ सकते हैं।

(2) इस अवस्था के उपरान्त उसे चक्कर आना प्रारम्भ हो जाते हैं। ये चक्कर दो प्रकार के हो सकते हैं। (अ) चक्कर आते समय कुछ रोगियों को ऐसा अनुभव होता है कि उनका सिर अथवा शरीर घूम रहा है। (ब) दूसरी श्रेणी के रोगियों को ऐसा अनुभव होता है कि उनका शरीर तो स्थिर है, परन्तु आसपास की सारी वस्तुएं चक्कर काट रही हैं। चक्कर आने से पूर्व कुछ रोगियों का जी मिचलाता है अथवा उल्टी हो जाती है जब ये चक्कर बढ़ जाते हैं तो रोगी बेहोश भी हो सकता है।

इलाज–मीठे बादाम की गिरी सात दाने, बीज कद्दू छह माशे, बीज खशखश तीन माशे, गेहूँ दो तोला रात के समय पानी में भिगो दें। सबेरे बादामों को छीलने के बाद इन सब वस्तुओं को पाव सेर दूध में पीस–छान लें और दो तोला घी और कुछ लौंग देगची में डालकर चूल्हे पर चढ़ायें। जब लौंग लाल हो जाये तो यह दूध बघार दें। दो–तीन जोश देने के बाद आग से नीचे उतारकर खांड से मीठा करके पियें।

हिस्टीरिया

लक्षण–यह बीमारी प्रायः युवावस्था में उन महिलाओं को अधिक परेशान करती है, जिनकी मनोकामना की पूर्ति किसी कारणवश नहीं हो पाती और अपने को हमेशा अतृप्त मानकर कुंठाग्रस्त रहती हैं।

इस अवस्था में किसी भी समय व्यक्ति को अचानक बेहोशी आ जाती है और हाथ–पैर अकड़ने लगते हैं मुंह विकृत हो जाता है और मुंह से झाग आते हैं। चक्कर आने लगते हैं तथा रोगी ऊंटपटांग बोलने लगता है और

प्रकाश की ओर नहीं देख सकता। कभी–कभी शरीर से विभिन्न क्रियाएं करने लगता है। सांस लेने में कष्ट तथा उसके पेट और गले में दर्द होने लगता है।

इलाज–(1) यदि हिस्टीरिया या मानसिक आघात से बेहोशी हो तो प्याज कूटकर सुंघाने से तुरन्त चेतना आ जाएगी। यदि फिर भी होश में न आये तो अपने हाथ के अंगूठे के नाखून को उल्टा करके उसके अंगूठे के नाखून में फंसाकर चुभोइए। आपका नाखून और मांस के बीच में चुभते ही वह हिलेगा होश में आ जाएगा और उठ बैठेगा।

(2) ब्राह्मी, जटामांसी, शंखपुष्पी, असगंध और बच का समान मात्रा मे चूर्ण बनाकर एक छोटे चम्मच की मात्रा दिन में दो बार दूध के साथ तथा भोजन के बाद सारिस्वतारिष्ट दो चम्मच की मात्रा दिन में दो बार पानी मिला कर सेवन करें।

(3) ब्राह्मी बटी और अमर सुन्दरी बटी की एक–एक गोली मिलाकर सबेरे तथा रात को सोते समय दूध के साथ सेवन करने से लाभ हो सकता है।

गठिया अथवा जोड़ों का दर्द

लक्षण–संसार के लगभग सभी देशों में इस रोग को एक प्रधान समस्या माना गया है। इसमें जोड़ों (जैसे घुटने का जोड़, अंगुलियों का जोड़ आदि) में सूजन पैदा हो जाती है और चलने फिरने में दर्द होने लगता है।

जोड़ों के दर्द के अनेक कारण होते हैं इसीलिए इन रोगों को कई श्रेणियों में बांटा गया है, जो इस प्रकार है–(1) प्रमाणित जीवाणुओं द्वारा उत्पन्न जोड़ों के दर्द, (2) अप्रमाणित जीवाणुओं द्वारा उत्पन्न जोड़ों के दर्द, (3) बढ़ती हुई आयु के कारण उत्पन्न जोड़ों का दर्द, (4) जोड़ों में चोट लग जाने के कारण उत्पन्न दर्द, (5) दवाओं के विषाक्त परिणामों द्वारा उत्पन्न जोड़ों के दर्द, (6) शरीरगत अन्य बीमारियों द्वारा उत्पन्न जोड़ों के दर्द, (7) अन्य कारणों द्वारा उत्पन्न जोड़ों के दर्द।

इन प्रकारों में कुछ ऐसे प्रकार हैं, जिनका सही कारण ज्ञात है और जिन्हें चिकित्सा के सहारे ठीक किया जा सकता है। कुछ प्रकार ऐसे भी हैं जिनकी उत्पत्ति के सही कारण का पता नहीं लग सका है। अतः इन रोगों की अभी तक कोई गुणकारी औषधि उपलब्ध नहीं है।

गठिया अथवा जोड़ों का दर्द अधिकतर खाने–पीने के असंयम से उत्पन्न

होता है कभी–कभी यह रोग पैतृक भी होता है यद्यपि यह रोग प्रत्येक अवस्था में हो सकता है, यहां तक कि बच्चों को भी हो सकता है, परन्तु अधिकतर प्रौढ़ावस्था के बाद होता है।

इलाज–गठिया के रोगी को सर्दी से बचाना आवश्यक है। गीली–सीली धरती और ओस में न सोयें। हर प्रकार के कब्ज और वादी करने वाले पदार्थों और खट्टी चीजों के खाने से परहेज करें। मांस न खायें और शराब पीना भी निषेध है। पाचन–शक्ति को ठीक रखें और कब्ज न होने दें। निम्नलिखित औषधियां गठिया रोग को ठीक करने में उपयोगी हैं।

(1) आक के पत्ते गर्म कर बांधने से गठिया दर्द दूर हो जाता है।

(2) बिनौलों को कूटकर थोड़े पानी में जोश दें, इसके बाद हल्का गर्म जोड़ों पर बांधें। दर्द दूर हो जाता है।

(3) असगंध की जड़ चार तोला, सोंठ दो तोला–दोनों को पीसकर बराबर खांड मिलायें और चार–चार माशे सुबह–शाम खायें।

(4) अमरूद के पत्तों को कूटकर लुगदी बना लें और गठिया की सूजन पर लेप कर दें। सूजन दूर हो जाएगी।

(5) अरंड की जड़ एक सेर लेकर आठ सेर पानी में जोश दें, जब दो सेर रह जाय, मलकर छान लें। अब इसमें अरंडी का तेल आध सेर मिलाकर पकायें। यहां तक कि पानी जलकर सिर्फ तेल रह जाय। इस तेल को साफ करके रखें। गठिया का दर्द हो अथवा कमर में दर्द रहता हो तो इसकी मालिश करके ऊपर गर्म रुई बांधें।

(6) अरंड के बीज और सोंठ पांच–पांच तोले लेकर अलग–अलग पीसें। सबसे पहले अरंड के बीज को तनिक से शुद्ध देसी घी में भूने। इसके बाद दूध एक सेर शामिल करके पकायें। यहां तक कि खोया बन जाये। अब इसमें खांड मिलाकर रखें। प्रतिदिन दो–तीन तोला खायें। गठिया और कमर के दर्द के लिए उपयोगी है।

(7) धतूरा, आक, अरंड और थूहर–इन चारों के पत्ते आधे–आधे पाव लेकर कूटें और उनका पानी निचोड़कर उसके बराबर तिलों का तेल मिलाकर आग पर पकायें। यहां तक कि पानी जलकर सिर्फ तेल रह जाये। इस गुनगुने तेल की मालिश करके ऊपर से रुई गर्म करके बांध दें जो गठिया के लिए अत्यन्त लाभदायक है।

(8) हालोन, कलौंजी, मेथी, अजवायन–इन चारों को बराबर वजन लेकर रखें। नित्य सबेरे एक चुटकी तीन माशे पानी के साथ निगल जायें गठिया के दर्द और कमर के दर्द के लिए लाभदायक है।

खुजली के रोग

लक्षण—खुजली एक जीवाणुजन्य रोग है। ये जीवाणु अत्यन्त सूक्ष्म परन्तु जूं के समान होते हैं, रोमकूपों में छिपकर अंडा दे देते हैं, तथा प्रायः रात में निकलकर जहां—तहां त्वचा को काटते हैं और खुजली पैदा करते हैं। जनन—क्रिया द्वारा वे असंख्य बन जाते हैं तथा एक से दूसरे व्यक्ति में चले जाते हैं। इस प्रकार यह बीमारी बड़ी शीघ्रता के साथ फैलती है और घर—परिवार, पास—पड़ोस तथा गावं—मोहल्लों में अपना जाल बिछा देती है। प्रायः ये जीवाणु गर्दन से ऊपर वाले अंगों को प्रभावित नहीं करते, अर्थात् चेहरा, कान, सिर आदि बच जाते हैं। दूसरी बात यह है कि जीवाणु उंगलियों के बीच वाले स्थान में छिपकर काटते हैं तथा वहां पर खुजलीयुक्त दाने पैदा कर देते हैं। इसके अतिरिक्त हथेली में भी खुजली हो सकती है।

खुजली के कारण जब रोगी नाखूनों से खुजाता है तो त्वचा फट जाती है और वहां पर वैक्टीरियाजन्य इन्फेक्शन पैदा हो जाता है। यही कारण है कि त्वचा में जहां तहां पकाव पैदा हो सकता है।

खुजली छूत की बीमारी है, एक से दूसरे व्यक्ति को लग जाती है। यह रोग साथ—साथ उठने—बैठने अथवा वस्त्रादि का सामूहिक प्रयोग करने से होता है यही कारण है कि घर में एक बार जब यह बीमारी आ जाती है तो घर के लगभग सभी सदस्य इससे ग्रस्त हो जाते हैं।

स्मरण रहे, घर में जितने सदस्य इस रोग के शिकार बन गये हैं, उन्हें एक साथ इलाज प्रारम्भ करना चाहिए। अन्यथा इन ज़न्तुओं का जीवन—चक्र समाप्त नहीं हो सकता।

इलाज—दवा लगाने से पहले नीम के साबुन से भली प्रकार स्नान करना आवश्यक है। सायंकाल पुनः अच्छी तरह स्नान करिये। दो दिन इसी तरह स्नान करें। दवा का प्रयोग तीन दिन बाद किया जा सकता है।

(1) सरसों के तेल में शुद्ध गंधक पीसकर लगाएं। गंधक द्वारा ये जन्तु नष्ट हो जाते हैं।

(2) छह माशे सोडा बाइकार्ब में आधा कागजी नींबू का रस निचोड़ लें। डेढ़—**दो** तोले सरसों का तेल मिलाकर सारे शरीर पर मल लें। धूप में दो घंटे बैठे रहने के बाद स्नान करें। सूखी खुजली के लिए यह लाभदायक है।

(3) गोबर में जरा—सा नमक और नींबू का रस मिलाकर सारे शरीर पर उबटन करें। सर्दियां हों तो धूप में बैठे रहें। दस—पन्द्रह मिनट बाद स्नान कर

लें। गर्म पानी में समान भाग गोमूत्र मिलाकर तैयार रखा रहना चाहिए। इससे स्नान करना लाभप्रद होगा।

(4) सरसों का तेल पाव सेर लेकर कड़ाई में डालकर आग पर पकायें और आक के 21 पत्ते एक–एक डालकर जलायें। जब सब पत्ते जलकर राख हो जाएं तो आग से नीचे उतार लें इसमें थोड़ा–सा मैनसिल बारीक करके मिलायें। दो–तीन दिन मालिश करने से खुजली जाती रहेगी।

(5) सत्यानाशी के बीज एक तोला पानी में पीस–छानकर कुछ दिन पीने से खुजली में लाभ होता है।

(6) नींबू का रस और चमेली का तेल दोनों बराबर की मात्रा में मिलाकर करने से खुजली जाती रहती है।

(7) तराह के शुद्ध तेल की मालिश करने से भी खुजली अच्छी हो जाती है।

(8) खसखस के बीज दो तोले पानी में पीसकर इसमें नींबू का रस मिलाकर सारे शरीर पर मालिश करें। यह दवा सूखी खुजली में अत्यन्त उपयोगी है।

दाद

अत्यंत कष्टदायक त्वचा रोग है। यह शरीर पर विशेषतया जांघों और फोतों पर, गर्दन, कमर और नितम्बों पर होता है। पहले गोल–गोल दाने उभरते हैं जो फुंसी बनकर खुजली पैदा करते हैं। ये फुंसिया बाद में लाल दाग–चकत्तों का रूप ले लेती हैं। इसमें खुजली इतनी ज्यादा होती है कि रोगी तंग आ जाता है।

इलाज–गेंदे के पत्तों को पीसकर लेप करने से उनका रस लगाने से यह रोग दूर हो जाता है।

सुहागा नींबू के रस में पीस कर दाद के स्थान को पहले खुजा लें, बाद में लगाएं।

बड़ी हरड़ घिसकर लगाने से दाद अच्छा हो जाता है।

तुलसी के पत्ते पीस कर लगाने से दाद में लाभ पहुंचता है।

नींबू का रस लगाने से भी दाद मिट जाता है।

पुराने दाद पर आक का दूधं लगाने से दाद दूर हो जाता है। इससे जलन ज्यादा होती है।

फोड़े-फुंसिया

गर्मियों में प्रायः फोड़े–फुंसी देह पर निकल आते हैं अतः अधिकतर ठंडे और शीतल खाद्य–पदार्थों का ही सेवन करना चाहिए।

इलाज–पान का पत्ता घी में चुपड़ कर थोड़ा गर्म करें और फोड़े पर बांधे।

नीम की छाल घिसकर फोड़े–फुंसी पर लेप करें।

असगंध के पत्ते गर्म कर फोड़े–फुंसी पर बांधें।

पीपल का पत्ता घी में भिगोकर हल्का गर्म करें और बांध दें तो कुछ दिनों में फोड़ा पककर फूट जाएगा।

❑❑❑

पेट सम्बन्धी रोग

कब्ज

लक्षण–कब्ज अनेक कारणों से हो सकती है। बहुधा इस रोग का कारण विकृत आदतें होती हैं। जैसे समय पर भोजन न करना, आवश्यकतानुसार विश्राम न करना, समय पर शौच न जाना, व्यायाम की कमी इत्यादि। कब्ज साधारण रोग है पर लगातार रहने पर कई प्रकार के अन्य रोग उत्पन्न कर देता है।

कब्ज होने पर भोजन ठीक तौर से हजम नहीं होता। भूख कम लगती है और कई–कई दिन तक शौच नहीं होता, पेट भारी हो जाता है। शरीर का वजन कम होने लगता है। चेहरे की रौनक भी कम हो जाती है। आलस्य होना और शरीर भारी लगना भी इसका एक लक्षण है।

इलाज–(1) अमलतास की गिरी चार तोला रात के समय पानी में भिगो दें। सवेरे छानकर चीनी दो तोला मिला कर पियें तो कब्ज दूर हो जाएगा।

(2) इंद्रायन का गूदा तीन माशे दूध में जोश देकर छानकर पीने से कब्ज दूर हो जाता है।

(3) रात को सोने से पहले एक चम्मच शहद एक गिलास ताजे पानी में मिलाकर पीजिये।

(4) सौंफ 20 ग्राम, सोंठ 20 ग्राम, जीरा सफेद 20 ग्राम, नौसादर 5 ग्राम, छोटी इलायची 5 ग्राम, अजवायन 20 ग्राम, पिप्पली 10 ग्राम, काली मिर्च 10 ग्राम, लौंग 5 ग्राम, हींग 5 ग्राम, अनार का छिलका 5 ग्राम, काला नमक 20 ग्राम, गुड़ पुराना 50 ग्राम और मुश्क कपूर 2 ग्राम। इन सब चीजों को कूट–पीसकर कपड़छन कर चीनी के बर्तन में रखें। फिर इसे अदरक के रस में सिल बट्टे से रगड़िए। प्रतिदिन जितना अदरक का रस सूखता जाए उतना रस और डाल दीजिए और फिर रगड़िए 15 दिनों के बाद अदरक का रस डालना छोड़कर नींबू का रस डालिए और रगड़िये। प्रतिदिन जितना नींबू का रस सूख जाए, उतना और डालते जाइए। 15 दिन रगड़ने के बाद इसे छाया में इतना सुखा लीजिए कि गोलियां बनायी जा सकें। काले चने के बराबर गोलियां बनाकर छाया में सुखाकर बोतल में रख लीजिए।

पेट का कोई भी विकार हो, दोनों समय भोजन के बाद खाइए।

(5) भोजन से पूर्व या भोजन के साथ आधी मूली, नमक तथा काली मिर्च के साथ प्रतिदिन खायें। एक महीने में पूरा आराम होगा।

(6) प्रातःकाल बिना और कुछ खाये दस दाने काजू, 5 दाने मुनक्का खाने से कब्ज दूर होगी।

(7) एक नींबू काट कर रात को ओस में रख दें। सबेरे इसकी शिकंजी बना लें (चीनी और पानी में रस निचोड़ लें) इसे पीने से कब्ज (कोष्ठबद्धता) दूर होती है।

(8) यदि भूख न लगती हो, खाना न पचता हो, खाने के बाद खट्टी डकारें आती हों तो भोजन के दस मिनट पूर्व आधा नींबू अदरक तथा नमक के साथ खायें।

(9) गुलकन्द चार तोला दूध से खाकर सो जायें। सबेरे एक–दो पाखाने आ जाएंगें।

(10) इंद्रायन का गूदा तीन माशे दूध में जोश देकर छानकर पीने से कब्ज दूर हो जाता है।

(11) कच्चे बेल–फल का गूदा खाने या इसका शर्बत पीने से कब्ज दूर होता है। इससे दस्त नहीं लगते, बल्कि बंधकर शौच होगा।

(12) पीली हरड़ के छिलके को पीस–छानकर थोड़ा–सा नमक मिलाकर छह माशे हल्के गर्म पानी सें फांक लें कब्ज दूर हो जायेगा।

आमाशय का दर्द

लक्षण—कभी—कभी देर से पचने वाले खाद्य पदार्थों के अधिक सेवन करने से हाजमा खराब हो जाता है। वायु बहुत उत्पन्न होने लगती है जो पेट में तनाव पैदा करके दर्द का कारण बन जाती है और कभी—कभी खाया हुआ भोजन आमाशय में खराब होकर पेट में दर्द उत्पन्न कर देता है।

इलाज—(1) अजवाइन एक तोला, सोंठ छह माशे, काला नमक तीन माशे—इन तीनों को बारीक पीसकर तीन—तीन माशे गुनगुने पानी से दें।

(2) कागजी नींबू का रस 3 ग्राम, चूने का निथरा जल 20 ग्राम, देशी अजवाइन का चूर्ण 2 ग्राम और शहद दस ग्राम इन सबको अच्छी तरह मिलाकर दिन में तीन बार सेवन करना चाहिए।

(3) पीपल का चूर्ण, काला नमक, सेंधा नमक और काली मिर्च आधे—आधे ग्राम पीस—छानकर 250 ग्राम दही में मिलाकर छाछ बना लें। पेट के विकारों में इसे कुछ दिन सेवन करने से अवश्य लाभ होगा।

वायु रोग (गैस का रोग)

लक्षण—वायु रोग के रोगियों की मुख्य शिकायतें हैं। पेट में भारीपन, छाती में जलन, मुंह में बार—बार खट्टा पानी आना, जी मिचलाना और उल्टियां होना इत्यादि।

इन रोगियों की छाती में पीड़ा हो सकती है या सिर और पीठ की वेदना उत्पन्न हो जाती है। इसके अतिरिक्त बेचैनी, दिल की धड़कन, किसी काम में मन न लगना, आलस्य, चित्त में उल्लास की कमी आदि प्रमुख लक्षण हैं।

इलाज—जो लोग दवा खाने के आदि हो गये हैं, उन्हें भोजन करते समय ध्यान रखना चाहिए कि वे वायु निकालने की आदत छोड़ दें। भोजन के समय थोड़ी सतर्कता से यह सुगमता के साथ किया जा सकता है। इसके अतिरिक्त गैस बनने का यदि कोई और कारण हो तो रोगी को तलाश करना चाहिए।

(1) अदरक का रस एक तोला तनिक—सा नमक डालकर पिलाएं।

(2) सोंठ, अजवायन, हर एक दो तोला नींबू के रस में भिगोकर रखें। जब पेट में दर्द हो या अफारा आ जाये तो यह दवा दो—दो माशे हल्के गर्म पानी के घूंट से दें।

(3) वायु रोग से तुरन्त छुटकारा पाने के लिए नींबू मिला कर ताजा पानी पी लेना लाभप्रद है और पेट पर गर्म पानी का सेक देकर एक डेढ़ सेर गुनगुने पानी का एनीमा लेना उपयोगी है। इस क्रिया से वायुरोग से तुरन्त छुटकारा मिलता है और आंतों में जमी हुई गंदगी बाहर निकल जाती है।

(4) जिन लोगों का गैस के कारण पेट फूल जाता है, उन्हें हींग अधिक खानी चाहिए। पेट के ऊपर हींग का लेप करके और सिकाई करने से तुरन्त लाभ होता है।

नियमित रूप से किया गया व्यायाम गैस की बीमारी को ठीक करने में बहुत सहायक होता है। यदि सम्भव हो तो सबेरे एक गिलास मट्ठा पीने की आदत डालें। चीनी का प्रयोग करें। चाय–काफी पीना छोड़ दें। बीड़ी–सिगरेट का प्रयोग त्याग देना चाहिए।

संग्रहणी

लक्षण--यह रोग प्रायः चालीस साल के पश्चात अधिक होता है। पुरुषों की अपेक्षा यह स्त्रियों को अधिक होता है। इस रोग से वे स्त्रियां अधिक पीड़ित होती हैं, जो मोटी होती हैं तथा कई बच्चों की मां होती हैं। सग्रंहणी में आमाशय एवं अंत्र सम्बन्धी पाचन–क्रिया बिगड़ जाती है। इसलिए 'वसा' (फैट) का अवशोषण नहीं हो पाता परिणामतः अन्न के साथ खाया हुआ 'फैट' ज्यों का त्यों मल के साथ निकल जाता है। सामान्यतः स्वस्थ पुरुष के मल में 2-4 ग्राम से अधिक चिकनाई नहीं होती, जबकि संग्रहणी में इसकी मात्रा 8-10 ग्राम प्रतिदिन से अधिक हो जाती है। इतना ही नहीं, पाचन–क्रिया सम्बन्धी विकारों के फलस्वरूप मल की मात्रा भी सामान्य से अधिक होती है। रोगी द्वारा खाया गया लगभग सम्पूर्ण अन्न–जल शौच के रूप में निकल जाता है।

मल में 'वसा' की मात्रा बढ जाने के फलस्वरूप विटामिन ए, डी, ई और के का चयापचय बिगड़ जाता है, क्योंकि ये विटामिन वसा में घुलनशील होते है इसलिए मल के साथ बह जाते हैं। यही कारण है कि त्वचा सम्बन्धी नाना प्रकार के विकार उभरने लगते हैं।

पेट और पाचन–क्रिया सम्बन्धी विकारों के फलस्वरूप विटामिन बी की कमी हो जाती है, जो मुहं, जीभ के छालों के रूप में प्रकट होती है।

अतिसार के कारण शरीरस्थ पानी और रासायनिक पदार्थों में कमी आना स्वाभाविक है। इसीलिए रोगी के शरीर में कमजोरी और पीड़ा होती है। कभी–कभी आंत में रुकावट उत्पन्न हो जाने का यही कारण माना जाता है। संग्रहणी से पीड़ित रोगियों की हड्डी में पीड़ा अनुभव होती है। विटामिन डी के अभाव में चूने का चयापचय बिगड़ जाता है। इसलिए हड्डियों का चूना घुलने लगता है। मांसपेशियों में होने वाली शिथिलता का भी यही कारण

है। एनिमिया भी संग्रहणी का महत्वूर्ण लक्षण है जो लगभग प्रत्येक रोगी में पाया जाता है।

इलाज—(1) आम की पुरानी गुठली की मींग, जामुन की गुठली की मींग—दोनो को बराबर वजन लेकर और कूट—छानकर सफूफ बनायें। तीन—माशे यह सफूफ सवेरे—शाम छाछ से खायें।

(2) रसौत पांच तोले पानी में घोलकर छान लें और थोड़ी देर रख छोड़ें, यहां तक कि मिट्टी आदि नीचे बैठ जाये। फिर पानी को निथारकर पकायें यहां तक कि पानी उड़ जाये और रसौत रह जाये। इसे हल्की आंच में सुखाकर एक—एक रत्ती की गोली बनायें। पांच—पांच गोलियां दिन में चार बार छाछ से खिलायें। इसके अतिरिक्त दो—तीन दिन तक कोई पदार्थ न दें। बाद में मूंग की दाल की खिचड़ी दही से दें। संग्रहणी के लिए अत्यन्त उपयोगी है।

(3) एक नींबू को बीच में से काटकर एक में आधा रत्ती अफीम भर दें। दूसरी फांक इसके ऊपर रखकर आग पर तपायें, फिर ठंडा करने के लिए रख दें। ठंडा होने पर चूसें तो दस्त बन्द हो जाएंगे।

(4) छोटी हरड़ दो तोला, अफीम डौडा एक तोला लेकर दोनों को अलग—अलग घी में भूनें और बारीक पीस कर बराबर की खांड मिला कर रखें। प्रतिदिन नौ—नौ माशे पानी के साथ खायें।

रोग तिल्ली बढ़ने का

लक्षण—तिल्ली का दूसरा नाम है 'प्लीहा' यह पेट के बायें भाग में होती है। कई बीमारियां ऐसी होती हैं, जिनमें तिल्ली का आकार एकाएक बढ़ जाता है, जैसे टायफाइड (मोतीझरा), मलेरिया इत्यादि में।

इन रोगों से पीड़ित मरीजों के पेट में बायें भाग में भारीपन महसूस होता है, एक गांठ—सी दिखाई पड़ती है इन रोगियों में मूल रोग सम्बन्धी अनेक लक्षण हो सकते हैं उदाहरण के लिए मलेरिया पीड़ित रोगी में टायफाइड सम्बन्धी लक्षण। तिल्ली बढ़ने सम्बन्धी कुछ लक्षण इस प्रकार हैं—

(1) रक्त—वमन—इन मरीजों में रक्त—वमन की विशेष शिकायत पाई जाती है। यह रक्त भोजन—नलिका स्थित शिराओं के फटने के कारण निकलता है, जिसका मूल कारण तिल्ली बढ़ना है। तिल्ली बढ़ने पर शिरायें फूल जाती हैं।

(2) अन्य जगह से रक्त निकलना—रोगी के शरीर के विभिन्न भागों में

रक्त स्त्रवण होने लगता है और दांतों से भी। रक्त में लाल कणों की कमी हो जाती है इसलिए रोगी पीले पड़ जाते हैं, उन्हें एनीमिया हो जाता है। उनके रक्त में 'प्लेट लेप्स' नामक रक्त–कणों की भारी कमी हो जाती है।

(3) अन्य लक्षण–शारीरिक थकावट, कमजोरी, भोजन के प्रति अरुचि और पाचन–क्रिया सम्बन्धी नाना प्रकार के विकार इत्यादि अनेक लक्षण इन रोगियों में पाये जाते हैं। उनका जिगर बढ़ जाता है, जो पेट के दायें कमर में टटोला जा सकता है। विभिन्न प्रकार के रोगों में 'प्लीहा' बढ़ने पर ज्वर होना भी एक प्रधान लक्षण है।

रोग बढ़ने पर कालान्तर में रोगियों का रंग पीला पड़ जाता है, आंखों में पीलापन छा जाता है। उन्हें पीलिया हो जाता है, यकृत का आकार बहुत बढ़ जाता है ऐसे रोगियों की यदि चिकित्सा न की जाए तो उनका बचना कठिन हो जाता है।

इलाज–(1) हरे करेलों को कूटकर इसका पानी निचोड़ कर दो तोले दिन में तीन बार पियें। आठ–दस दिन के सेवन से पुरानी तिल्ली घट जायेगी।

(2) अधपके पपीते को छीलकर टुकड़े करें और सिरके में डालें। सात दिन बाद दो–दो टुकड़े सबेरे–शाम खायें और खाने के साथ भी इस्तेमाल करें तो बढ़ी हुई तिल्ली घट जाती है।

(3) पिप्पली 5 ग्राम, काली मिर्च 5 ग्राम, काला नमक 2 ग्राम और अजवायन 5 ग्राम। इन्हें कूट–पीसकर रख लें। प्रातः काल 5 ग्राम चूर्ण खाकर ऊपर सहजन (सुहांजने) की छाल के काढ़े को पियें।

(4) पतले बैंगन की सब्जी प्रतिदिन खाने से आराम होता है।

(5) मूली को पत्तों समेत कूटकर उसका पानी निचोड़ें और दस तोला पानी में नौसादर एक माशा मिलाकर पियें। आठ–दस दिनों के इस्तेमाल से तिल्ली घट जायेगी।

(6) राई तीन तोले, सुहागा भुना हुआ एक तोला, दोनों को पीसकर रखें और तीन–तीन माशे प्रातः सांय पानी के साथ खायें। तिल्ली के लिए बड़ी उपयोगी दवा है। तिल्ली को घुलाती है और भूख लगाती है।

चिकित्सक को चाहिए कि तिल्ली की बढ़वार से पीड़ित रोगी का अच्छी प्रकार परीक्षण करे तथा उसकी बढ़वार का मूल कारण मालूम करे और सही कारण मालूम होने पर मूल रोग का इलाज करे ऐसा करने से बहुत–से रोगी स्वतः ही ठीक हो जाते हैं। उनकी बढ़ी हुई तिल्ली का आकार पुनः सामान्य

हो जाता है परन्तु जब इन साधनों द्वारा तिल्ली का आकार कम न हो सके, तब इन रोगियों को शल्य चिकित्सक की शरण लेनी चाहिए, क्योंकि बढ़ी हुई तिल्ली रक्तकणों का विनाश ही कर सकती है, उनकी रचना नहीं। अतः इसका आपरेशन करा लेना चाहिए। तिल्ली के निकल जाने पर, शरीर को विशेष हानि नहीं होती। अतः तिल्ली को शरीर से निकाल देना ही श्रेयस्कर है।

जिगर (यकृत) बढ़ने का रोग

लक्षण—जिगर अथवा यकृत हमारे शरीर का अत्यन्त महत्वपूर्ण अंग है। हम जो कुछ भी खाते हैं, वह आंतों द्वारा यकृत में चला जाता है, जहां रात–दिन होने वाली विभिन्न क्रियाओं द्वारा भोज्य–पदार्थों का रूपान्तर कर दिया जाता है। भोजन के इस परिवर्तित रूप का एक भाग रक्त द्वारा शरीर के विभिन्न अंगों में भेज दिया जाता है और शेष भाग यकृत में ही रह जाता है, जिसे समय–समय पर शारीरिक आवश्यकतानुसार रक्त में भेज दिया जाता है, यकृत नित्य अपने भार के बराबर भोजन का रासायनिक रूपान्तर कर सकता है। इस हिसाब से वह सत्तर साल की उम्र तक पन्द्रह टन से भी अधिक भोजन का रूपान्तर कर सकता है। यकृत को संसार का सर्वश्रेष्ठ संयन्त्र कहा जाता है ।

हृदय एवं फुस्फुस सम्बन्धी अनेक रोगों में यकृत का आकार बढ़ जाता है। इसके अतिरिक्त किसी कारणवश जब पित्त का बहाव रुक जाता है, तब यकृत का आकार बढ़ जाता है, यकृत में बनने वाले ट्यूमर और कैंसर आदि विकार भी उसकी वृद्धि के कारण होते हैं। रोग ज्यों–ज्यों बढ़ता जाता है त्यों–त्यों जी मचलाना, भोजन के प्रति अरुचि, उल्टियां होना आदि प्रधान शिकायतें उत्पन्न हो जाती हैं। शरीर का भार घटता जाता है उसकी आभा समाप्त हो जाती है कुछ रोगियों को ज्वर की शिकायत हो सकती है। हाथ की हथेलियां गर्म बनी रहती हैं।

पेट के दायें भाग में फोड़ा होना भी मुख्य शिकायत है। प्रारम्भ में पीड़ा हल्की–हल्की होती है, परन्तु यकृत का आकार अधिक बढ़ जाने पर अत्यन्त तीव्र पीड़ा हो सकती है। अधिक रोग बढ़ने पर पेट में पानी भर जाना (जलोदर) शरीर में खुजली होना, हाथ–पैरों पर सूजन और पेट पर नसें उभर आना आदि शिकायतें बन जाती हैं ।

इलाज—यकृत–सम्बन्धी बीमारियों की चिकित्सा में रोगियों की सेवा–सुश्रूषा

और खान–पान सम्बन्धी परहेज का विशेष स्थान है अतः इन लोगों की परिचर्या तत्परता एवं दक्षतापूर्वक करनी चाहिए । इन रोगियों को विश्राम अधिक मिलना चाहिए । शारीरिक एवं मानसिक कार्य कम से कम किया जाए। इसके अतिरिक्त ऐसे रोगियों के इलाज में निम्नलिखित बातों का ध्यान रखना चाहिए।

चिकित्सक रोगी को विश्वास दिलाये कि उसकी बीमारी बिल्कुल ठीक हो जाएगी। रोगी का मनोबल ऊंचा करने से रोग ही ठीक नहीं होता, चिकित्सा सम्बन्धी अन्य अनेक बातों में सहायता भी मिलती है।

यकृत का कार्य–भार कम करना चाहिए। यह कार्य रोगी को दिये गये आराम और परहेज के भोजन से किया जा सकता है। उनके भोजन में कारबोहाइड्रेट और प्रोटीन की मात्रा अधिक होनी चाहिए तथा वसा की मात्रा कम।

इस बीमारी में यकृत की कोशिकाएं नष्ट–भ्रष्ट हो जाती है अतः उनकी पुनः उत्पत्ति के लिए भोजन अथवा दवाओं का प्रयोग करें, जिससे वे पुनः शीघ्र से शीघ्र बन सकें। ऐसे रोगियों के भोजन में प्रतिदिन लगभग 500 ग्राम कारबोहाइड्रेट और 130-150 ग्राम प्रोटीन होना चाहिए। निम्न दवाएं भी इस रोग में लाभप्रद हैं–

(1) अमलतास की गिरी (अमलतास की फली का गूदा) दो तोला हरी मकोय के पानी में पीसकर यकृत के स्थान पर लेप करें यह यकृत की सूजन को घुलाने के लिए उपयोगी है।

(2) पिप्पली 10 ग्राम, सोंठ 10 ग्राम, दंतीमूल 10 ग्राम, हरड़ 20 ग्राम और बायबिडंग 5 ग्राम। सबको बारीक पीसकर कपड़छन कर लें और शीशी में रख लें। दो ग्राम शाम को पानी के साथ खाएं।

(3) कसौंदी बूटी के पत्ते एक तोला लेकर सात काली मिर्चों के साथ पीस–छानकर पिलायें तो यकृत की सूजन के लिए लाभदायक है।

पेचिश, अतिसार डायरिया

लक्षण–पेचिश का रोग उड़द, चना, मावा आदि से बने विभिन्न पदार्थों के सेवन से और हल्के पदार्थों का भी अधिक मात्रा में सेवन करने से होती है जो पदार्थ, अधिक घी–तेल से युक्त हों या अधिक मसाले के संयोग से बने हों, उनसे भी पेचिश की बीमारी हो जाती है।

इसमें बार–बार शौच जाने की शंका बनी रहती है। दस्त अधिक

परिमाण में नहीं होता, जबकि उसमें चिकनाई लिया हुआ पदार्थ, जिसे आंव कहते हैं मिला रहता है कभी–कभी खून भी जाता है, परन्तु कभी–कभी खून और आंव दोनों मिले हुए आते हैं। पेट और गुदा में ऐंठन होती है, जिससे रोगी को पीड़ा अधिक होती है और बेचैनी अनुभव होने लगती है। कभी–कभी सामान्य रूप में बुखार भी आ जाता है।

आजकल ज्यों–ज्यों इस रोग की वृद्धि होती जा रही है, त्यों–त्यों इस रोग के भंयकर रूप भी आये दिन सामने आ रहे हैं। आंतों की सूजन, आंतों का फैल जाना या सिकुड़ जाना, आंतों में घाव हो जाना, संग्रहणी आदि अनेक रोग हैं, जिनका रूप भयानक होता है।

पाचन ठीक प्रकार से न होने के कारण खून भी पूर्ण मात्रा में नहीं बन पाता, जिससे व्यक्ति दिनोंदिन दुर्बलता अनुभव करता है।

इस रोगी के भोजन करने और शौच जाने में बड़ा सम्बन्ध रहता है अर्थात् यह रोगी जब भोजन करता है, शौच जाने की इच्छा हो जाती है ऐसे रोगी को प्रातःकाल मलोत्सर्ग क्रिया के पश्चात चाय आदि नाश्ता करने के बाद पुनः शौच जाना पड़ता है। इसी प्रकार सायंकाल इसे एक या दो बार शौच जाना पड़ता है। मल के अन्दर बिना पचे प्रोटीन के 'फाइबर्स' मिलते हैं। यह क्रम वर्षों चलता है तथा रोगी अपने को स्वस्थ मानकर इसकी चिन्ता नहीं करता। इसका कारण यह भी है कि उसे प्रत्यक्षरूप से अपने स्वास्थ्य में कोई अन्तर नहीं दिखाई देता, परन्तु ज्यों–ज्यों समय बीतता जाता है, यह रोगी अपने अन्दर कमजोरी के अनेक लक्षण अनुभव करता है इससे पेट में 'गैस' बननी प्रारम्भ हो जाती है, जिसके कारण कभी–कभी बेचैनी महसूस होती है। इसके अतिरिक्त 'एनीमिया' (रक्तहीनता) हो जाती है और मुंह में छालों की शिकायत हो जाती है और मुंह का स्वाद बिगड़ जाता है। कई बार रोगी को लगता है कि उसका दिल बैठ रहा है। युवावस्था में रोगी के चेहरे पर मुंहासे हो जाते हैं।

इलाज–(1) ईसबगोल की भूसी तीन–तीन माशा ठंडे पानी से दिन में तीन बार लें।

(2) इन्द्रजौ का चूर्ण तीन–तीन माशा की मात्रा में ठंडे पानी से दिन में तीन बार लें।

(3) दो पके केले लेकर उनके गूदे में गुड़, नमक या दही मिलाकर खाने से कुछ दिनों में पेचिश दूर हो जाती है।

(4) अधपके बेल की गिरी (गूदा) को पानी में उबालकर छान लीजिए। इसमें शहद मिलाकर रोगी को दें लाभ होगा।

(5) पिप्पली 5 ग्राम, काली–मिर्च 5 ग्राम, काला नमक 2 ग्राम और अजवायन 5 ग्राम। इन्हें कूट–पीसकर रख लें। प्रातः 5 ग्राम चूर्ण खाकर ऊपर से सहजन (सुहांजने) की छाल के काढ़े को पी लें।

(6) आंवला दो तोला थोड़े से पानी में भिगो दें, जब नर्म हो जाये तो तनिक–सा नमक मिलाकर पीस लें और एक–एक माशे की गोलियां बनाकर सुबह–शाम एक–एक गोली खायें। इससे आमाशय और आंतों की दुर्बलता से आने वाले दस्त बन्द हो जाएंगे।

(7) आम की पुरानी गुठली की मींग और सौंफ भुनी हुई दोनों बराबर वजन लें और कूट–छानकर सफूफ बनायें। छह–छह माशे सुबह–शाम पानी के साथ खायें। दस्तों को बन्द करने में उपयोगी है।

(8) दूधी बूटी एक तोला पानी में पीस–छान कर पीने से दस्त रुक जाते हैं।

हिचकी

लक्षण–हिचकी की बीमारी शरीर में वायु की वृद्धि के कारण उत्पन्न होती है। इस रोग में बढ़ी हुई वायु जब ऊपर की ओर उठकर श्वास–संस्थान पर दबाव डालती हुई ग्रीवा से होती हुई कंठ से निकलती है, तब 'हिक–हिक' की आवाज आने लगती है, जिसे हिचकी का रोग कहा जाता है आजकल इसे मानसिक विषमताओं के फलस्वरूप भी उत्पन्न होना मानते हैं, किन्तु मानसिक विषमता में भी वायु की विकृति मूल कारण होती है।

इलाज–(1) ऐसी स्थिति में मस्तिष्क को शान्त करने वाले उपचार और वायु को नष्ट करने वाली विभिन्न औषधियां हितकारी प्रभाव करती हैं, जिनमें लौंग भूनकर मुंह में रखकर चूसनी चाहिए।

(2) मोरपंख को जलाकर दो रत्ती की मात्रा से दिन में तीन बार गुड़ या गन्ने के रस के साथ सेवन करना चाहिए।

(3) यदि कब्ज की शिकायत निरंतर बनी रहती है तो त्रिफला चूर्ण रात को सोते समय एक चम्मच की मात्र से गरम पानी के साथ सेवन करें। भोजन में अदरक, नमक और नींबू मिलाकर सेवन करना भी हितकर होता है।

(4) राई एक तोला पानी में जोश देकर और छानकर पिलायें। हिचकी चाहे जिस कारण आ रही हो, इसके प्रयोग से बन्द हो जायेगी।

(5) मोर का पंख जलाकर उसकी राख तीन माशे, शहद एक तोले मिलाकर चाटने से हिचकी रुक जाती है।

(6) जंभीरी नींबू का रस, सोंठ, काली मिर्च, अदरक का रस–इन सबको पीसकर चटावें तो हिचकी दूर होती है।

(7) कलौंजी तीन माशे बारीक पीसकर, मक्खन में मिलाकर खिलाने से हिचकियां बन्द हो जाती हैं।

(8) यदि हिचकी बन्द न हो रही हों तो गेरू को आग में भूनकर उसका चूर्ण एक ग्राम लेकर 10 ग्राम मधु में मिलाकर चटायें।

अपचन

लक्षण–इस रोग में खाये हुए आहार बदहजमी के कारण मेदे में सड़ जाते हैं। ऐसी स्थिति में खाना खाने के लगभग तीन घंटे बाद में तनाव और वजन–सा मालूम होने लगता है। तबीयत बेचैन हो जाती है, जी मिचलाता और कभी उल्टी हो जाती है, जिसमें खाये हुए पदार्थ निकल जाते हैं। कभी उल्टी के साथ दस्त भी आने लगते हैं और कभी–कभी डकारें भी आती हैं। मुंह में बार–बार खट्टा पानी आता है दिल धड़कने लगता है। कलेजा जलता है और उसमें धीमा–धीमा दर्द भी होता है।

इलाज–(1) यदि मितली होती हो और कुछ निकलता न हो, तो गर्म पानी में नमक मिलाकर पिलायें और कंठ में उंगली डालकर कै करायें। जब मेदा खराब आहार से साफ हो जाये तो जीरा सफेद तीन माशा, नमक एक माशा में बारीक पीसकर सिरका एक तोला में मिलाकर चटायें। यदि बार–बार उल्टी हो तो पुदीना छह माशा, इलायची छोटी तीन माशे पानी में जोश देकर थोड़ा–थोड़ा पानी कई बार पिलायें।

(2) खाने का सोडा एक माशा दो–तीन घूंट पानी में मिलाकर दें। यदि सोडावाटर मिल सके तो उसे पिलायें।

(3) यदि अपचन की स्थिति में बुसी हुई डकारें आयें तो अदरक का रस एक तोला थोड़े–से शहद में मिलाकर पिलायें।

(4) सोंठ, अजवाइन एक–एक तोला काला नमक तीन माशे महीन पीसकर दो–दो माशा पानी से खिलायें।

(5) भोजन से पूर्व या भोजन के साथ आधी मूली नमक तथा काली मिर्च के साथ प्रतिदिन खायें।

पेट के कीड़े

लक्षण–मनुष्य के पेट में प्रायः तीन प्रकार के कीड़े उत्पन्न होते हैं–

केंचुवे–इन्हें गंडवे भी कहते हैं। यह वर्षा ऋतु में पैदा होने वाले केंचुवों जैसे डेढ़ बालिश्त तक लम्बे और जरा लाल रंग के होते हैं।

कद्दूदाने–ये बिल्कुल घिये के बीजों जैसे सफेद रंग के होते हैं और एक–दूसरे के साथ मिलकर कई फुट लम्बी जंजीर–सी बना लेते हैं।

चुरने या चनूने–ये सिरके के बारीक कीड़ों जैसे सफेद से होते हैं।

कीड़ों से उत्पन्न रोगों के रोगियों में अनेक शिकायतें पायी जाती हैं–जैसे थकावट, शरीर टूटना, भूख में कमी, वजन कम हो जाना, पेट में धीमा–धीमा दर्द, जो विशेष रूप से दायीं ओर होता है। इसके अतिरिक्त इन रोगियों का कभी–कभी पेट फूल जाता है पेचिश की शिकायत भी हो सकती है।

इलाज–पेट के कीड़ों को दूर करने के लिए किसी दवा के इस्तेमाल से पूर्व यह उचित है कि पहले तीन दिन तक दूध, चीनी मिलाकर पिलायें। फिर इन दवाओं में से कोई एक इस्तेमाल करें–

(1) कबीला छह माशे, खट्टी छाछ में मिलाकर पिलायें इससे दस्त आयेंगे, जिनमें कद्दूदाने निकल जाएंगे।

(2) बकायन की छाल दो तोले एक सेर पानी में जोश दें । जब पानी आधा सेर रह जाये तो थोड़ा गुड़ मिलाकर रात को पिलायें। तीन दिन के प्रयोग से कद्दूदाने निकल जाते हैं।

(3) खट्टे अनार की जड़ की छाल चार तोले, पानी में तीन बार जोश दें। जब पानी आधा रह जाये, छान लें और इसकी तीन खुराक बनायें। एक खुराक सबेरे पियें और दो–एक–एक घंटे बाद। अन्तिम खुराक के बाद अरंडी का तेल चार तोला पियें। समस्त कीड़े निकल जायेंगे।

भूख की कमी

लक्षण–कब्ज होने के कारण भूख कम लगती है। पाचनशक्ति घट जाती है और पेट भरा हुआ प्रतीत होता है। अरुचि हो जाती है किसी भी सवादिष्ट खाद्य पदार्थ को खाने की रुचि नहीं होती।

इलाज–(1) अदरक का रस, नींबू का रस, हर एक पांच तोला, नमक लाहौरी एक तोला–तीनों को मिलाकर तीन दिन तक धूप में रखें। इसके बाद एक–एक चम्मच भोजन के उपरान्त पियें। इससे भूख बढ़ती है और भोजन पचता है।

(2) कलौंजी पांच तोला रात सिरके में भिगो कर रखें। फिर छाया में सुखाकर सफूफ बनायें और पन्द्रह तोला शुद्ध शहद में मिलाकर छह–छह माशे सवेरे–शाम चाटें। इसके सेवन से भूख खूब लगेगी और पेट की वायु निकल जायेगी।

(3) अजवायन पांच तोले नींबू के रस में भिगोकर सुखा लें और फिर तनिक–से काले नमक के साथ पीस–छानकर रखें। तीन–तीन माशे सबेरे–शाम खायें तो भोजन शीघ्र पचेगा।

प्यास

लक्षण–कभी आमाशय और जिगर की गर्मी से और कभी मौसम की गर्मी से प्यास अधिक लगने लगती है कभी गर्म चीजों के अधिक प्रयोग से मनुष्य बार–बार पानी पीता है। पित्त–ज्वर में आमतौर पर प्यास बहुत लगा करती है। कभी प्यास झूठी भी होती है, जो ठंडा पानी पीने से नहीं बुझती, बल्कि और बढ़ जाती है।

इलाज–(1) चीनी या खांड को पानी में घोलकर शर्बत बनायें और इसमें नींबू का रस निचोड़कर रोगी को पिलायें।

(2) खुर्फा के बीज एक तोला पानी में पीस–छानकर खांड से मीठा करके पियें। बढ़ी हुई प्यास कम हो जाती है।

(3) यदि प्यास झूठी हो तो हल्का गर्म पानी घूंट–घूट पिलाएं या एक प्याली चाय दें।

❑❑❑

बच्चों के रोग

कुकुर खांसी

कुकुर खांसी दुनिया के सभी देशों में पाई जाती है। एक आंकड़े द्वारा पता चला है कि 16-17 साल की उम्र तक लगभग 75 प्रतिशत बालकों में यह रोग हो जाता है। यह बीमारी दो साल से 5 साल तक की उम्र वाले बच्चों में सबसे अधिक पाई जाती है। यद्यपि इससे बड़ी उम्र में भी यह रोग हो सकता है।

लक्षण–इस रोग का मूल कारण है, एक जीवाणु, जिसे 'हीमोफिबस परटूसिस' कहा जाता है। वैक्टीरिया जन्य होने के कारण कुकुर खांसी सम्पर्क द्वारा फैलती है अर्थात् एक रोगी बालक के सम्पर्क में जब दूसरा स्वस्थ बालक आ जाता है, तो यह बीमारी उसे भी लग जाती है। कहा जाता है कि रोगी बालक के सम्पर्क से लगभग 15-20 दिन पश्चात् रोग के लक्षण दिखाई देने लगते हैं।

इस रोग का प्रारम्भ खांसी के रूप में होता है, जो रह–रहकर दौरों के रूप में आती है। खांसी के दौरों के बीच में बालक स्वस्थ दिखाई पड़ता है, किन्तु दौरा पड़ने पर उसकी बुरी हालत हो जाती है। खांसते–खांसते चेहरा लाल पड़ जाता है और उल्टियों की शिकायत भी हो सकती है। हल्का ज्वर भी हो सकता है।

इलाज–इलाज की दृष्टि से इस रोग में बहुत कुछ नहीं किया जा सकता। कुकुर खांसी स्वयं सीमित रोग है। इसलिए इन रोगियों के लाक्षणिक इलाज पर विशेष ध्यान देना चाहिए। भली प्रकार देखभाल और लाक्षणिक इलाज से रोग द्वारा उत्पन्न होने वाले विकार भी शान्त हो जाते हैं।

(1) केले के पत्ते को जलाकर राख बनायें यह राख एक–एक रत्ती बच्चे को चटायें, इसके कुछ दिन प्रयोग से बच्चे की कुकुर खांसी ठीक हो जाती है।

(2) बच्चे को यदि कब्ज हो तो अरंडी का तेल 6 माशे, शुद्ध शहद 6 माशे मिलाकर चटायें, इसके बाद सौंफ, गाजवां, मुलहठी, सूखा नोफा एक–एक माशा, मुनक्का तीन दाना पानी में जोश देकर थोड़ा शहद मिलाकर पिलायें।

सूखा रोग

सूखा रोग हमारे देश में पाई जाने वाली बच्चों की एक विशेष बीमारी है। यह संसार के सम्पन्न देशों में कम पाई जाती है कुछ वैज्ञानिकों का मत है कि इस रोग का सबसे बड़ा कारण है, यहां की अज्ञानता और गरीबी। गत 20-25 वर्ष में इस रोग के कारण समझने और तत्सम्बन्धी उपाय खोजने के बारे में बहुत कुछ छानबीन की गई है, किन्तु इलाज सम्बन्धी पहुंच अब तक अपरिपक्व है।

लक्षण–कुछ शोधकों का मत है कि जिन शिशुओं के भोजन में 'प्रोटीन' एवं विटामिन्स की कमी होती है, भोजन में लगातार प्रोटीन के अभाव के कारण पेट एवं पाचन–क्रिया बिगड़ जाती है, यकृत खराब हो जाता है अतः

उसका आकार भी बढ़ जाता है। यही कारण है कि इन बालकों को अतिसार होने की शिकायत बनी रहती है और खाया–पिया शरीर से ज्यों का त्यों निकल जाता है इसीलिए शारीरिक भार गिरने लगता है और शरीर केवल कंकाल रह जाता है। त्वचा सिकुड़ जाती है आंखें धंस जाती हैं। मांसपेशियां सूख जाती हैं। इन कमजोरियों के साथ–साथ श्वास नलिका सम्बन्धी 'इन्फेक्शन' या टी०वी० का रोग लग जाता है, जो अन्त में बालक की मृत्यु का कारण बन जाता है।

इलाज–इसमें अण्डे की जर्दी अत्यन्त लाभप्रद होती है चार–पांच अण्डों की जर्दी निकाल कर बच्चे को उस पर बिठायें। पाखाने के रास्ते जर्दी जज्ब होकर रोग में आराम पहुंचाएगी। जर्दी यदि जज्ब न हो तो समझना चाहिए कि बच्चे को कोई और रोग है। प्रतिदिन जर्दी पर बैठाने से कुछ ही दिनों में बच्चा स्वस्थ हो जाता है।

अफारा

लक्षण–कभी–कभी दूध न पचने के कारण बच्चे के पेट में सड़ जाता है और इससे वायु उत्पन्न होकर बच्चे का पेट अफर जाता है ऐसी स्थिति में बच्चे का पेट फूला हुआ दिखाई देता है बच्चा कठिनाई से सांस लेता है और दर्द के कारण रोता रहता है।

इलाज–बच्चे के पेट पर तारपीन का तेल मलकर रुई गर्म करके सेकें अथवा अजवायन और नमक हर एक दो तोला को पोटली में बांधकर तवे पर गर्म करके इससे सेकें।

जब तक बच्चे का अफारा दूर न हो, उसे दूध न दें। अच्छा होने पर दूध में सौंफ पकाकर दें अथवा चूने का पानी मिलाकर पिलायें।

पेट का दर्द

लक्षण–बच्चों के पेट का दर्द आमतौर पर पाचन की खराबी अफारा और कब्ज के कारण हुआ करती है। बच्चा पीड़ा के कारण चीखता–चिल्लाता और अपना हाथ बार–बार पेट की तरफ ले जाता है तथा अपने घुटने सिकोड़ लेता है।

इलाज–बच्चे को अफारा या पाचन का बिगाड़ हो तो उसका उचित इलाज करें कब्ज हो तो उसे दूर करें। पेट को सेकें और दस्त लाने के लिए कोई दस्तावर दवा दें। जैसे–

अरंडी का तेल छह माशा दूध में घोलकर दें इससे दस्त साफ हो जाएंगे। भीतरी इलाज के लिए भुना हुआ सुहाग एक रत्ती दें अथवा अजवायन, सौंफ एक–एक तोला, सुहागा भुना हुआ, काला नमक, तीन–तीन माशा–सबको बारीक पीस–छान कर दो रत्ती तक पानी में घोलकर पिलायें।

कब्ज

इलाज–बच्चे को कब्ज हो जाने पर आमतौर पर उन्हें जन्मघुट्टी दी जाती है। निम्नलिखित घुट्टी सर्वोत्तम है।

(1) **जन्म घुट्टी**–सौंफ एक माशा, नीम के पत्ते चार, मुनक्का एक दाना, बायबिडंग, चाकसू, नरकचूर, शाहतरा, फूल गुलाब, सनाय–हर एक–एक माशा, उन्नाब एक दाना, अमलताश की गिरी छह माशा, गुलकंद तीन माशा–सबको छह तोला पानी में जोश देकर छान लें और बत्ती द्वारा बच्चे को चुसायें।

(2) यह घुट्टी भी कब्ज को दूर करने के लिए बहुत उपयोगी है। सौंफ, गुलाब का फूल, सनाय प्रत्येक एक–एक माशा मुनक्का तीन दाने, गुलकंद छह माशे–सबको पानी में पकाकर पिलायें।

दस्त होना

लक्षण–बहुत–से छोटे बच्चे दस्त के रोग से ग्रस्त हो जाते हैं। जब बच्चे को दूध अधिक पिलाया जाता है या देर से पचने वाले आहार खिलाये जाते हैं तो बच्चे की पाचन–शक्ति बिगड़ जाती है और बिना पचे आहार आंतों में खराश पैदा करके दस्तों का रोग उत्पन्न कर देते हैं। दांत निकलने के समय अधिकतर बच्चों को इस प्रकार के दस्त आया करते हैं। सबसे पहले अचानक बच्चे के पेट में मरोड़ के साथ दर्द होकर ढीला पाखाना होता है फिर पानी जैसे पतले दस्त होने लगते हैं। दस्त लगने पर भी पेट फूला रहता है।

इलाज–इन दस्तों को शीघ्र बन्द करने का प्रयत्न करें। अरंडी का तेल छह माशे से एक तोला तक दें, ताकि आंतें बिल्कुल साफ हो जायें। इसके बाद बेलगिरी का मुरब्बा थोड़ा–थोड़ा सा दें यदि फिर भी दस्त बन्द न हों तो नरकचूर की गोलियों का प्रयोग करें। ये गोलियां बच्चों के हर प्रकार के दस्तों को रोक देती हैं।

नरकचूर की गोलियां–नरकचूर, जीरा सफेद भुना हुआ, हल्दी भुनी हुई, रसौत, चाक्सू छिला हुआ, बकायन की कोपल, बबूल (कीकर) की कोंपल हर एक छह माशे, अनार की कलियां तीन, अफीम तीन माशे। अफीम को

छोड़कर शेष सब दवाओं को बारीक पीसकर चूर्ण बनायें और अफीम को पानी में घोलकर इसमें यह चूर्ण गूंधें। फिर मूंग के दाने के बराबर गोलियां बनायें। छह महीने से एक साल तक के बच्चे को एक गोली से दो गोली तक सबेरे–शाम मां के दूध में घोलकर दें।

गर्मी के दस्त

लक्षण–ये दस्त गर्मी के मौसम में आया करते हैं और आमतौर पर एक दिन में हरे–से रंग के आठ–दस दस्त आ जाते हैं। कभी–कभी इसका रंग पीला भी होता है। दस्तों में बिना पचा पदार्थ अथवा दूध की फुटकियां हुआ करती हैं। कभी–कभी इन दस्तों के साथ बुखार भी हो जाता है। उल्टी, मतली और प्यास की शिकायत होती है।

इलाज–बच्चे को गर्मी से बचायें। यदि भोजन न पच रहा हो तो अंडे की सफेदी का पानी तैयार करके पिलायें। यदि बच्चा मां का दूध पीता हो तो 24 घंटों तक दूध न दें। जहरमोहरा खताई, गुलाब के अर्क में घिसकर बार–बार पिलाते रहें अथवा जहरमोहरा, दरियाई नारियल, बंसलोचन और कमल–गट्टे की गिरी हर एक, एक रत्ती गुलाब के अर्क में घिसकर दिन में तीन बार पिलायें।

यदि इन दोनों के प्रयोग से दस्त बन्द हो जायें तो अच्छा है अन्यथा नरकचूर की गोलियों का प्रयोग करायें।

रोहे (कुकरे)

कभी–कभी बच्चे की आंखें बराबर दुखते रहने से पपोटों के भीतरी स्तर पर छोटे–छोटे दाने हो जाते हैं। इससे पपोटे सूज जाते हैं और दानों के चुभने से बहुत दर्द होता है यदि पपोटे को उलटकर देखा जाये तो दाने दिखाई देते हैं।

इलाज–आंखों को त्रिफले के पानी से धोयें या फिटकरी घोले हुए पानी से धोयें और फिटकरी चार रत्ती एक तोला अर्क गुलाब में घोलकर आंख में टपकायें।

❑❑❑

स्त्रियों के सामान्य और विशेष रोग

माहवारी सम्बन्धी विकार

लक्षण–माहवारी अथवा मासिक धर्म सम्बन्धी विकार लगभग 84 प्रतिशत स्त्रियों में पाये जाते हैं, जिनका प्रभाव स्वास्थ्य पर भी पड़ता है। इन विकारों के फलस्वरूप पेट से निचले भाग में भारीपन से लेकर पीड़ा तक हो सकती है। सिरदर्द, नींद न आना, दिल की धड़कन, स्वभाव का चिड़चिड़ापन आदि अनेक शिकायतें हो सकती हैं। मासिक धर्म सम्बन्धी अनेक बीमारियां भी हो सकती हैं, जैसे–(1) सामान्य आयु से पहले रजोदर्शन, (2) यौवन आने पर आर्तव न होना, (3) अनियमित आर्तव–चक्र, (4) रक्तस्राव कम होना, (5) कुछ रक्तस्राव अधिक होना, (6) रक्तस्राव अधिक दिनों तक होना, (7) महीने में एक बार से अधिक रजोदर्शन, (8) मासिकधर्म के दिनों में पीड़ा, (9) मासिक धर्म से पूर्व पेट में पीड़ा आदि।

इलाज--मासिक धर्म की अधिकता पर निम्न इलाज महिला के लिए लाभदायक है।

(1) गदराये हुए गूलर छाया में सुखा लें इसके बाद बारीक पीसकर बराबर वजन चीनी मिलाकर रखें। छह–छह माशे सबेरे–शाम दूध के साथ खायें। इससे खून की अधिकता दूर हो जाएगी।

(2) लोध पठानी, गेरु ओर माजूफल–ये तीनों बराबर वजन से लेकर बारीक कूट–छानकर सफूफ बनायें और चार–चार माशा सुबह–शाम दूध के साथ खायें तो खून बन्द हो जाएगा।

(3) अशोक की छाल दो तोला थोड़ा–सा कूटकर पाव सेर दूध और पाव सेर पानी में पकायें, यहां तक कि पानी जलकर आधा रह जाये। अब इसे आग से उतारकर छान लें और मीठा करके पियें। कुछ दिन में इस प्रयोग से मासिक धर्म में खून की अधिकता दूर हो जाएगी।

(4) रसौत तीन माशा, लाख तीन माशा को बारीक पीसकर दो खुराक बनायें। एक खुराक प्रातःकाल और एक शाम को खिलायें। दो–तीन दिनों के प्रयोग से खून रुक जाएगा।

(5) मुलतानी मिट्टी एक तोला कूटकर रात के समय पाव सेर पानी में घोलकर रखें । प्रातःकाल निथरा हुआ पानी लेकर पियें तो वह खून रोकने के लिए लाभदायक है।

माहवारी खून का बन्द हो जाना

(1) गाजर के बीज एक तोला और गुड़, दो तोले आधा सेर पानी में जोश दें। यहां तक कि पानी लगभग एक तिहाई रह जाये। इसे छानकर पिलायें। कुछ दिन के प्रयोग से माहवारी जारी हो जाती है।

(2) काला तिल एक तोला, गोखरु एक तोला दोनों को पाव सेर पानी में भिगो रखें। प्रातःकाल इसे पानी में पीसकर छान लें और पानी को मीठा करके पिलायें इसके कुछ दिन के प्रयोग से माहवारी रक्त जारी हो जाएगा।

(3) वायविडंग छह माशे, गुड़ दो तोले को आधे सेर पानी में जोश दें, यहां तक कि पानी एक–तिहाई रह जाये तो इसे छानकर पिलायें। कुछ दिनों तक प्रयोग करने पर माहवरी शुरू हो जाती है।

श्वेत-प्रदर (ल्यूकोरिया)

(1) सूखा आंवला और मुलहठी–दोनों बराबर वजन से लें और बारीक पीस–छानकर तिगुने शहद में मिलायें और प्रतिदिन सवेरे–शाम छह–छह माशे खाकर दूध पियें। यह श्वेत प्रदर के लिए उपयोगी है।

(2) मौलश्री की छाल सुखाकर सफूफ बनायें और बराबर वजन खांड मिलाकर प्रतिदिन सवेरे नौ माशे पानी के साथ खायें तो यह प्रदर में लाभदायक है।

(3) मूसली सेमल आवश्यकता के अनुसार लेकर सफूफ बनायें ओर उसके बराबर वजन खांड मिलाकर प्रतिदिन सबेरे सात माशे पाव सेर दूध के साथ खायें। यह सफूफ प्रदर को दूर करता है।

(4) यदि गर्भाशय में घाव हो तो नीम के पत्ते पांच तोले, कबीला छह माशे, सुहागा तीन माशे एक सेर पानी में जोश दें। जब आधा रह जाये, छानकर पिचकारी द्वारा स्त्री के स्थान विशेष (भाग) को धोयें।

(5) सेलखड़ी तीन तोले, भुने हुए चने दो तोले, माजूफल एक तोला–तीनों को कूट–छानकर बराबर वजन खांड मिलायें और प्रतिदिन सबेरे छह माशे

खाकर ऊपर से पाव सेर दूध पियें, प्रदर के लिए निश्चय ही उपयोगी है।

बांझपन

सन्तान का न होना, बांझपन कहा जाता है। निम्न दवाओं के प्रयोग से गर्भाधान हो जाएगा।

(1) नागोरी असगंध बारीक पीस–छानकर रखें। मासिक धर्म से निवृत्त होने के बाद छह माशे यह सफूफ लेकर पाव सेर दूध में पकायें और चीनी से मीठा करके पियें। पांच–छह दिन यह प्रयोग बराबर करने से सफलता मिलेगी।

(2) शिवलिंगी को बारीक पीसकर प्रतिदिन सवेरे गाय के दूध के साथ कुछ दिन खाने से गर्भाधान होगा।

(3) छोटी दूधी को छाया में सुखायें और कूट–छानकर इसके बराबर वजन खांड मिलायें। माहवारी से निबटने के बाद चार–पांच दिन सवेरे के समय यह सफूफ सात माशे दूध के साथ खायें।

(4) बड़ वृक्ष की दाढ़ी नर्म और नाजुक लेकर छाया में सुखा लें। इसके बाद पीस–छानकर रखें। माहवारी से निबटने के उपरान्त रात को एक तोला लेकर कलाकंद अथवा पांच तोले पेड़ा में मिलाकर खायें। यदि इच्छा हो तो कलाकंद और खा सकते हैं। इसके अतिरिक्त और कुछ खाने को दें। इसी प्रकार दो–तीन दिन तक करें गर्भ ठहर जाएगा। यदि पहले महीने में सफलता न मिली तो दूसरे–तीसरे महीने इसी प्रकार करें।

(5) नागकेसर, सुपारी–दोनों बराबर वजन लेकर कूट–छानकर सफूफ बनायें। माहवारी से निपटने के बाद प्रातःकाल चाय–नाश्ता के पूर्व–तीन माशे यह सफूफ दूध के साथ खायें। कुछ दिन के प्रयोग से सफलता मिलेगी।

गर्भवती के रोग

सिर दर्द–गर्भवती स्त्री को सिर–दर्द की शिकायत आमतौर पर कब्ज के कारण हुआ करती है। इसीलिए कब्ज को दूर करने के लिए एक हरड़ का मुरब्बा अथवा गुलकन्द दो तोला खिलायें। कब्ज दूर हो जाने से सिर दर्द ठीक हो जाएगा। यदि दर्द फिर भी रहे तो धनिया पीसकर माथे पर लगायें।

थूक अधिक आना–गर्भ के शुरू में गर्भवती को थूक अधिक आया करता है। इस शिकायत को दूर करने के लिए नासपाल (पोस्ता अनार) या कीकर की छालें दो तोले आध–सेर पानी में जोश दें और उससे बार–बार कुल्ले

करायें । भोजन के उपरान्त तीन माशा सफेद जीरा बारीक पीसकर शहद के साथ चटायें।

खांसी–अनेक गर्भवती स्त्रियों को गर्भ के अन्तिम दिनों में खांसी होने लगती है, जिससे उन्हें बहुत कष्ट होता है। इस खांसी के लिए मुलहठी, सुहागा भुना हुआ एक–एक तोला, कीकर की गोंद छह माशा को बारीक पीसकर रखें और प्रातःकाल, दो–पहर तथा शाम को चार–चार रत्ती दवा तनिक से शहद में मिला कर चटायें।

दिल की धड़कन–गर्भावस्था के दिनों में स्त्रियों को दिल धड़कने की शिकायत हो जाती है। ऐसी स्थिति में गर्भवती को आराम से लेटने के लिए कहें और सेब का मुरब्बा दो तोले चांदी के वर्क में लपेटकर खिलायें। यदि गर्भवती को कब्ज हो तो उसे दूर करें।

पेट का दर्द–यदि गर्भवती के पेट में दर्द होने लगे और उसका कारण पाचन की खराबी हो तो जीरा सफेद एक तोला, सोंठ छह माशा, काला नमक तीन–तीन माशे खिलायें।

मितली और उल्टी–अनेक गर्भवती स्त्रियों को नींद से जागते ही मितली होने और उल्टी होने लगती है। यदि यह शिकायत मामूली हो तो गर्भवती जब सवेरे सोकर उठे तो उसे हाथ–मुंह धोने और कुल्ली कराने के बाद कोई हल्का नाश्ता दिया जाये और आराम से लेटे रहने की हिदायत कर दें। यदि इससे कोई लाभ न हो और मितली तथा उल्टी का सिलसिला जारी रहे तो गुलकन्द और मक्खन एक–एक तोला मिलाकर सवेरे, दोपहर और शाम को तीन दिन में तीन बार चटायें। इसके अतिरिक्त अनार अथवा संतरे का रस चूसें।

कोयला, मिट्टी आदि खाने की इच्छा–कुछ गर्भवती स्त्रियों को कोयला, चिकनी मिट्टी और मिट्टी के ठीकरों को खाने की आदत पड़ जाती है फलस्वरूप गर्भवती और बच्चा–दोनों का स्वास्थ्य बिगड़ जाता है। ऐसी आदतों का तब तक छूटना सम्भव नहीं होता जब तक गर्भवती स्वयं उसे छोड़ना न चाहे। यदि वह इस आदत को छोड़ना चाहे तो उसे पहले दो तोले अरंडी का तेल पिलायें, ताकि मेदा और आंतें साफ हो जायें। तदुपरान्त गर्भवती संयम से काम लें और जब कोयला, मिट्टी आदि के लिए तबीयत अधिक परेशान हो तो बंसलोचन अथवा भुने हुए चने थोड़े से चबा लिया करें।

दस्त लगना–कुछ गर्भवती महिलाओं को बदहजमी के कारण दस्त आने लगते हैं। ऐसी स्थिति में कम–से–कम एक समय भोजन न दें और दस्तों का

बन्द करने के लिए कोई दवा भी न दें। हां, जब दस्त बन्द हो जायें और गर्भवती दुर्बलता अनुभव करे तो उसे खिचड़ी और दही खिलायें। दही न हो तो छाछ प्रयोग करें इससे दर्द बन्द हो जाये तो ठीक, अन्यथा सूखे आंवलों को कूट–छानकर चूर्ण बनायें और तीन–तीन माशे पानी के साथ खिलायें।

बार-बार पेशाब आना–गर्भवती स्त्रियों को गर्भ के प्रारम्भिक और अंतिम दिनों में पेशाब के बार–बार आने की शिकायत हो जाया करती है। यदि गर्भ के आरम्भ में हो तो दूध में बराबर का पानी मिलाकर आग में जोश देकर ठंडा करके पिलायें परन्तु जब यह शिकायत अंतिम दिनों में हो तो इसका इलाज करने की आवश्यकता नहीं, क्योंकि इस स्थिति में मसानों पर गर्भ का दबाव पड़ने से यह शिकायत हुआ करती है जब बच्चा पैदा होने के बाद यह दबाव हट जाता है, तो यह शिकायत आप ही आप दूर हो जाती है।

पेशाब का रुक जाना–कभी–कभी गर्भकाल में पेशाब की नली पर दबाव पड़ने से पेशाब रुक जाता है। इस स्थिति में दूध–चावल खिलाने अथवा दूध में पानी मिलाकर पिलाने से पेशाब खुलकर आता है।

ज्वर–यदि गर्भवती को ज्वर हो जाये तो उसे दूर करने के लिए कोई तेज दवा न दी जाये। बुखार के इलाज के लिए सबसे पहले कब्ज को दूर करने के लिए गुलकन्द चार तोले पानी से खिलायें। यदि इससे कब्ज दूर न हो तो अरंडी का तेल तीन तोला दूध में मिलाकर दें। पाचन की दुरुस्ती और आहार की उचित व्यवस्था करें। आमतौर से बुखार इन्हीं उपायों से दूर होता है।

गर्भपात–कुछ स्त्रियों का बार–बार गर्भपात हो जाता है। वे बार–बार गर्भ धारण करती हैं, जो तीसरे–चौथे महीने गिर जाता है। परन्तु कुछ स्त्रियों में किसी अचानक दुर्घटना, जैसे पेट पर चोट लग जाने, अधिक बोझा उठाने और उछलने–कूदने से भी गर्भ गिर जाता है। कभी–कभी अधिक दुःख विषाद और भय से भी गर्भ गिर जाता है।

गर्भपात चाहे किसी भी कारण से हो, नियत समय पर बच्चे जनने की अपेक्षा इसमें अधिक कष्ट होता है। गर्भपात की स्थिति में रक्तस्राव अधिक होता है। फलस्वरूप गर्भवती अत्यन्त दुर्बल हो जाती है।

गर्भपात से बचने के लिए गर्भवती को चाहिए कि गर्भ गिरने का समय निकट आये तो सब काम और चलना–फिरना छोड़कर आराम से बिस्तर पर लेटी रहे। कब्ज न होने दें और इसके लिए हरड़ का मुरब्बा अथवा गुलकन्द खिलाते रहें। भोजन जल्द पचने वाले दें। भोजन के साथ दूध और ताजे फल

देना आवश्यक है। गर्भपात को रोकने के लिए कल्बुल हजर (पत्थर का जीव) भली प्रकार खरल करके एक माशा आंवले के मुरब्बो में मिलाकर दें और हर महीने बारह दिन तक देते रहें। परन्तु यदि ये सब उपाय सफल न हों और प्रसूति–पीड़ा होने लगे और वह बढ़ती जाये तो इस स्थिति में गर्भ गिराने में गर्भवती की सहायता करनी चाहिए।

जब गर्भ गिर जाये तो आंवल को गिराने और मल को साफ करने के लिए पोस्त अमलतास डोडा कपास दो–दो तोला और पुराना गुड़ पांच तोला को पांच सेर पानी में जोश दें। जब चौथाई पानी रह जाये तो भोजन और पानी के बजाय यही पानी छानकर पिलाते रहें अथवा प्यास लगने पर पानी के बजाय सौंफ और मकोय का अर्क हल्का गर्म पिलायें। चौथे–पांचवे दिन मोठ की दाल का पानी दें और फिर धीरे–धीरे खिचड़ी चपाती अथवा मूंग की दाल रोटी खिलायें।

बार–बार गर्भपात होने की अभ्यस्त स्त्रियां शीघ्र गर्भ धारण करती हैं। गर्भपात को दो–तीन मास भी बीतने नहीं पाते कि दूसरा गर्भ ठहर जाता है इस मुसीबत से बचने के लिए उचित यह है कि एक वर्ष तक वह पति से अलग रहें। इस अवधि में गर्भाशय की दुर्बलता को दूर करने के लिए किसी चतुर चिकित्सक की सलाह से गर्भाशय को शक्ति देने वाली किसी दवा का प्रयोग किया जाये, अथवा गर्भाशय में कोई विकार हो तो उसे दूर किया जाये। इसके बाद जो गर्भाधान होगा आशा है कि वह अवश्य सुरक्षित रहेगा और गर्भवती के नियत समय पर स्वस्थ बालक का जन्म होगा।

बच्चे के जन्म लेने में कठिनाई

(1) यदि बच्चे के जनने में कठिनाई हो तो शुद्ध केसर दो माशा, अर्क केवड़ा पांच तोला में पीसकर पिलायें । इससे बच्चा तुरन्त उत्पन्न होगा ।

(2) अमलतास की फली का छिलका उतारकर एक तोला कपास का डोडा, एक तोला गुड़, दो तोले पानी में जोश देकर पिलाने से भी बच्चा जल्द पैदा होता है।

(3) यदि बच्चे की पेट में ही मृत्यु हो जाये तो सांप की केंचुली की धूनी जनन–स्थान (भग) को पहुंचायें, बच्चा बाहर आ जाएगा।

❑❑❑

पुरुषों के विशेष रोग

पुरुषों में शारीरिक व मानसिक कमजोरी या फिर बुरी आदतों (सेक्स का दुरुपयोग) के कारण उनमें वीर्य की कमी हो जाती है या फिर कामोत्तेजना का ह्रास हो जाता है। ऐसा पुरुष स्त्री के साथ सहवास के योग्य नहीं रहता और स्वयं ही सहवास और स्त्री से दूर रहने की कोशिश करता है। यदि सहवास करने योग्य होता भी है तो शीघ्र वीर्यपात हो जाने से स्त्री को संतुष्ट नहीं कर पाता और लज्जा का अनुभव करता है।

पुरुषत्व ह्रास का इलाज

हलवा–उड़द की धुली दाल 150 ग्राम लेकर प्याज के रस में भिगोएं जब दाल फूल जाए तो उसे सुखा कर बारीक पीस लें। इमली के बीज 50 ग्राम लेकर पीस लें। सफेद मूसली और सिंघाड़ा (सूखा) 50 ग्राम लेकर पीस लें। इन सबको मिला दें। फिर प्रति दिन 28 ग्राम चूर्ण लेकर 25 ग्राम घी में मिलाकर भूनें और उसमें लगभग 2-3 ग्राम सोंठ (पिसी) मिलाकर 50 ग्राम चीनी भी मिलाएं और थोड़ा पानी डालकर हलवा बना लें। हलवा खाकर ऊपर से दूध पियें। यह बहुत ही उत्तम औषधि है, शीघ्र वीर्य पतन को रोककर वीर्य गाढ़ा और पुष्ट बनाती है।

प्याज, अदरक तथा घी तीनों 10-10 ग्राम लेकर 20 ग्राम शहद और दो अण्डों की जर्दी–मिलाकर आग पर धीरे–धीरे पकायें, गाढ़ा हो जाने पर उतार कर गर्म–गर्म खायें और ऊपर से दूध पियें।

खीर–उड़द की धुली हुई 30 ग्राम दाल लेकर घी में भून लें फिर 300 ग्राम दूध में डालकर खीर पकायें। जब कुछ गाढ़ापन आ जाए तो चीनी (आवश्यकतानुसार) मिला कर आग से उतार कर गर्म–गर्म खायें। यह खीर पुरुष की काम–शक्ति को बढ़ाती है, वीर्य अधिक मात्रा में पैदा करती है।

सफेद मूसली 25 ग्राम, ईसबगोल की भूसी 40 ग्राम दोनों को कूट–पीस कर छानकर रखें। रोज 10 ग्राम लेकर डेढ़ पाव (300 ग्राम) दूध में पकायें। चीनी मिलाकर खायें अत्यंत गुणकारी है।

स्वप्नदोष

स्वप्नदोष में रात को सोते–समय वीर्य अचानक स्खलित हो जाता है वैसे किशोर लड़कों में यह आमतौर पर होता है जो स्वाभाविक है। पर रोज–रोज स्वप्नदोष होना हानिकारक है तथा इसका इलाज होना चाहिए।

इलाज–रोज सुबह उठकर कुल्ला करने के बाद एक गिलास ठंडा पानी पीने से यह दूर हो जाता है। गर्म तासीर वाले युवकों को नियमित रुप से यह नियम बांध लेना चाहिए।

सूखा धनिया पीस कर उसमें बराबर मात्रा में चीनी मिलाकर रोज सुबह ठंडे पानी के साथ 3-3 माशा खाया करें। इससे स्वप्नदोष की शिकायत दूर हो जायेगी।

मोचरस, कमरकस, खसखस, तथा मखाने 10-10 ग्राम लें। अजवायन 6 ग्राम लें। सबको कूट–पीस कर छान लें और शीशी में भर लें। रोज थोड़ा चूर्ण हथेली पर लेकर एक पाव दूध के साथ लें। अत्यंत गुणकारी है।

शीतल चीनी (मिश्री) 3-4 ग्राम एक पाव दूध के साथ रोज पीकर सोयें।

शीघ्रपतन (वीर्यपात)

जिन व्यक्तियों का वीर्य सहवास में शीघ्र स्खलित हो जाता है उनके लिए कुछ औषधियां नीचे दी जा रही हैं।

घी 10 ग्राम, शहद 5 ग्राम, मुलहठी (पिसी) 10 ग्राम तीनों को मिलाकर चाट लें। ऊपर से दूध पियें। यह सहवास के पश्चात् सेवन करें।

ढाक की गोंद, बबूल की गोंद, बबूल की छाल, काली मूसली, श्वेत मूसली, सेमल गोंद, मखाने, इन्द्रजव, लाल बहेमन ये सब प्रत्येक 10-10 ग्राम लें। इन सबके वजन के बराबर मिश्री लें। इन सबको क़ूट–पीस कर छान लें। सुबह 5 ग्राम लेकर दूध के साथ सेवन करें जिससे एक सप्ताह में पर्याप्त लाभ प्राप्त होगा।

सूखा धनिया पीस कर उसके बराबर मिश्री मिलाकर कूट लें और प्रति दिन सुबह हथेली पर थोड़ा चूर्ण रखकर ठंडे पानी के साथ लें।

लाजवंती के बीज लेकर उतने ही वजन की मिश्री लेकर पीस लें। सुबह नियमित रूप से 6 ग्राम लेकर दूध के साथ सेवन करें। यह वीर्य को गाढ़ा करता है और शीघ्रपतन को रोकता है।

तुलसी के बीज 50 ग्राम लेकर बराबर वजन की चीनी के साथ कूट–पीस लें, प्रतिदिन सुबह 6 ग्राम लेकर दूध के साथ सेवन करें।

❑❑❑

फल-सब्जी आदि का उपयोग

लहसुन

(मलेरिया, पेट–दर्द, अफारा, कमर के जोड़ों के दर्द, हैजा, मिर्गी, जोड़ों में दर्द, हड्डी टूटने पर, कुता काटने पर, शरीर संवर्धन)

लहसुन एक बहुत ही लाभकारी वस्तु है इसमें अनेक गुण हैं। इन्हीं गुणों के कारण इसे महौषधि कहा जाता है। वनस्पति शास्त्र में लहसुन को 'एलियम सेटीवम' कहते हैं।

वैज्ञानिक विश्लेषण के अनुसार लहसुन में 68.8 प्रतिशत पानी, 6.3 प्रतिशत प्रोटिन, 0.7 प्रतिशत वसा, 29.0 प्रतिशत कार्बोहाइड्रेट, 1.0 प्रतिशत खनिज लवण, 3.03 प्रतिशत कैल्शियम, 0.31 प्रतिशत फास्फोरस, 1.3 मिलीग्राम प्रति 100 ग्राम में लोहा तथा 13 मिलीग्राम प्रति 100 ग्राम में विटामिन 'सी' होता है।

लहसुन दुर्बलता, क्षय रोग, खांसी, सर्दी–जुकाम, हृदय रोग तथा निमोनिया आदि में बहुत लाभ पहुंचाता है। आइए, विभिन्न रोगों में लहसुन का उपयोग बताएं।

उपयोग—मलेरिया ज्वर में लहसुन को कूटकर उसका काढ़ा बनाकर सेंधा नमक के साथ इस्तेमाल करने से रोग नष्ट हो जाता है इसे प्रातःकाल सेवन करें।

यदि अचानक शरीर का तापमान घट जाये या बुखार उतर जाने पर शरीर ठंडा पड़ जाये तो लहसुन के रस को हथेलियों और तलवों पर मलें। रोगी को आशातीत लाभ होता है।

लहसुन की चटनी का प्रतिदिन इस्तेमाल करने से पेट–दर्द, वायु गोला आदि में लाभ पहुंचता है।

जोड़ों और कमर–दर्द में लहसुन दूध में पकाकर सेवन करें। लहसुन खाकर वही दूध पी लेना चाहिए।

हैजे में लहसुन का रस दिन में कई बार थोड़ी–थोड़ी मात्रा में सेवन करने से पर्याप्त लाभ होता है।

तिल्ली की बीमारी में लहसुन का सेवन छाछ के साथ करने से रोग दूर हो जाता है।

मिर्गी के दौरे से बेहोशी आ जाने पर यदि लहसुन के रस की दो बूंदें नाक कान में डालें तो मूर्च्छा दूर हो जाती है।

यदि कान में फुंसी के कारण पीड़ा हो रही हो तो लहसुन की दो–तीन बूंदें कान में डालें।

दाद पर लहसुन को पीसकर मलहम की तरह लगाने से दाद दूर हो जाता है।

कुते के काटने पर लहसुन को पीस कर घाव पर लेप करने से घाव ठीक हो जाता है।

हड्डी टूटने पर लहसुन की चटनी का लेप उस स्थान पर करें।

लहसुन की कली का नित्य सेवन करने से पुरानी खांसी, कफ की अधिकता तथा सांस के रोग में लाभ मिलता है नित्य सेवन से शरीर में खून भी बढ़ता है।

शरीर संवर्धन के लिए लहसुन तेल की नियमित मालिश करें।

इसके अलावा लहसुन रक्त की धमनियों को अवरुद्ध होने से रोकता है। हाई ब्लड प्रशेर में भी लहसुन लाभदायक सिद्ध हुआ है। लहसुन में आयोडिन होने से यह गंडमाला में लाभ पहुंचाता है। लहसुन घी में भूनकर खाने से इसका तीखापन दूर हो जाता है। सब्जियों में डालकर खाने से सब्जियों में उपस्थित विषैले कीटाणु तथा विष दूर हो जाते हैं।

अदरक

(गला खराब–होना, बलगम–खांसी, कब्ज–अफारा, गठिया)

अदरक एक पौधे की जड़ है। यह पौधा दो–तीन फुट ऊंचा होता है अदरक को यदि सुखाकर रखें तो यह सोंठ कहलाता है।

यह भोजन को पचाता है बलगम को दूर करता है और भूख बढ़ाता है। अक्सर इसे चाय में डालकर पिया जाता है। सब्जी में भी इसका उपयोग किया जाता है। इसका अचार पेट के लिए बहुत ही लाभप्रद होता है। इसके खाने से कब्ज दूर हो जाती है। इसके उपयोग से खांसी, दमा, गठिया तथा अफारा जैसे रोग दूर हो जाते हैं।

उपयोग–यदि गला खराब हो तो नमक लगाकर अदरक खाने से आवाज ठीक हो जाती है।

बलगम, खांसी तथा दमा के रोगी को यदि अदरक का रस तीन माशा, शुद्ध शहद (दस ग्राम) में मिलाकर खाने को दें तो कुछ ही दिनों में रोग ठीक हो जाएगा।

कब्ज तथा अफारा के लिए अदरक के छोटे–छोटे टुकड़े काट कर उन पर नमक छिड़क कर एक–दो दिन छांव में रखें। फिर नियमित सेवन करें तो कब्ज दूर होकर भूख खुल जाएगी।

अदरक का रस 250 ग्राम लेकर डेढ़ सौ ग्राम तिल के तेल में मिलाकर गर्म करें। जब केवल तेल रह जाए तो शीशी में भर कर रख लें इसकी मालिश से गठिया और पेट का दर्द ठीक हो जाता है।

मूली

(पथरी, पेशाब में जलन, खूनी बवासीर, श्वास–रोग, बिच्छू का विष, पेट में कीड़े, दाद, कान की पीड़ा, सुजाक आदि)

खाने की साग–सब्जियों में मूली का विशेष स्थान है। यह चरपरी, हल्की, गरम, रुचिकारक, अग्निदीपक, तीक्ष्ण, पाचक, हृदय के लिए हितकारी, मधुर, बलकारक, मूत्रदोष, बवासीर, गुल्म, क्षय, नेत्ररोग, श्वास, कास, वात, कफ, कण्ठरोग, वर्ण आदि अनेक रोगों को नष्ट करने वाली है।

मूली में विटामिन 'बी' और 'सी' होते हैं, जो पेट के लिए बहुत लाभप्रद हैं। पीलिया रोग के लिए तो मूली अमृत के समान होती है।

मूली के पते भी बहुत गुणकारी होते हैं। कई लोगों का मत है कि पतों के बिना मूली देर से पचती है। इसलिए मूली के साथ पते अवश्य खाने चाहिएं।

मूली के बीजों का डेढ़–डेढ़ माशा चूर्ण प्रतिदिन सवेरे–शाम जल के साथ लेने से पथरी में लाभ होता है।

पेशाब करते समय जलन और पीड़ा मिटाने के लिए इसके स्वरस को प्रयोग करना चाहिए।

मूली के साथ नमक और काली मिर्च सेवन करने से आमाशय की पीड़ा में लाभ होता है।

कच्ची मूली का सेवन करने से खूनी बवासीर में लाभ होता है।

सूखी मूली के टुकड़ों को पानी में उबालकर काढ़ा पीने से हिचकी और श्वास रोग में लाभ होता है।

इसके बीजों को गर्म पानी के साथ लेने से गला साफ होता है।

मूली के टुकड़े में नमक मिलाकर बिच्छू के दंश पर लगाने से पीड़ा शान्त होती है। कई लोगों का मत है कि हमेशा मूली सेवन करने वाले को बिच्छू का विष नहीं चढ़ता।

इसके पतों का रस पेट की पीड़ा, अफारा और अर्श (बवासीर) में लाभ करता है।

मूली के 2 तोला रस में 5 तोला गाय का घी मिलाकर कुछ दिनों तक सेवन करने से बवासीर में लाभ होता है।

बकरी के दूध में इसके बीजों को पीसकर लेप करने से कंठमाला में लाभ होता है।

इसके पतों का रस 4 तोला और अजमोंद 3 माशा दिन में दो बार सेवन करने से कुछ दिनों में पथरी गल जाती है।

मूली के बीजों को नींबू के रस में पीसकर लगाने से दाद में लाभ होता है।

इसके बीजों का चूर्ण 3 माशा जल के साथ लेने से मूत्रकृच्छ में लाभ होता है।

मूली के 3 तोला रस में 1 तोला तिल्ली का तेल सिद्ध करके कान में डालने से कान की पीड़ा शान्त होती है।

इसके बीजों को अपामार्ग की क्षार के साथ पानी में पीसकर लेप करने से श्वेत कुष्ठ में लाभ होता है।

मूली के बीजों का चूर्ण 6 माशा जल के साथ देने से पुराने सुजाक (उपदंश) में लाभ होता है।

मूली का भोजन में विशेष उपयोग होता है। इसका अचार, मुरब्बा, सलाद, साग और चटपटे व्यंजनों के रूप में प्रयोग किया जाता है।

विटामिन 'ए' 'बी' और 'सी' की कमी के कारण हमारे शरीर में ब्रांको, निमोनिया, यक्ष्मा, मूत्राश्मरी, रतौंधी, बेरीबेरी, मस्तिष्क वात, तन्तुओं का शोथ, हृदय–दौर्बल्य, स्कर्बी रोग, अग्निमाद्य, रक्ताल्पता, और श्वासादि रोग उत्पन्न हो जाते हैं। मूली के पते इन रोगों को नष्ट करने में सहायक होते हैं, क्योंकि इनमे मूली से अधिक विटामिन 'सी' की अपेक्षा 'ए' और 'बी' प्रचुर मात्रा में पाये जाते हैं। एक औंस भोज्य पदार्थ में इनके अन्दर 1.19 ग्राम प्रोटीन, 0.17 ग्राम वसा, 1.78 ग्राम कार्बोज और 13 ग्राम कैलोरीज पाई जाती है।

आवंला

(अरुचि, खुजली, ज्वर, आवाज खराब होने पर, शरीर संवर्धन के लिए, नेत्र ज्योति, पीलिया, बालों के लिए, तुतलाना)

आंवला एक सस्ता फल है, जो ताजा तथा सुखाया हुआ–दोनों रूपों में देश के हर हिस्से में पाया जाता है। यह विटामिन 'सी' का भंडार है। यह ताजे और सुखाकर दोनों तरह से खाये जाते हैं। सूखा आवंला ताजे से भी अधिक गुणकारी होता है, क्योंकि सूखे में विटामिन 'सी' अम्ल, स्टार्च, प्रोटीन, टैनिन और शक्कर ताजे फलों की अपेक्षा अधिक होते हैं।

अचार, चटनी, मुरब्बे या दवाओं में मिलाकर त्रिफला के रूप में भी इसका सेवन आंतों और पेट की बीमारियो को दूर करने तथा मस्तिष्क को शक्ति देने के लिए यह पूर्ण औषधि है। हरड़, बहेड़ा और आंवला इन तीनों को मिलाकर ही त्रिफला बनता है।

अरुचि—आंवले को उबालकर पीसें और इसमें जीरा, काली मिर्च, पीपल, सोंठ, दालचीनी, सेंधा नमक, हरे तथा सफेद नमक पीसकर मिला लें। फिर इसकी गोलियां बनाकर रख लें। भोजन के उपरान्त इनका सेवन करें। इससे भूख में वृद्धि होगी और मुंह शुद्ध रहेगा।

खुजली—सुखे आंवले को पीस डालें। इसके चूर्ण को तेल में मिलाकर शरीर में लगाना चाहिए। इससे खुजली मिटेगी और रक्त शुद्ध होगा।

ज्वर—सूखे आंवले, चित्रक की जड़, हरड़, पीपल और सेंधा नमक—समान मात्रा में लेकर चूर्ण बना लें। इसके सेवन से सभी प्रकार के ज्वर शान्त होते हैं।

सूखे आंवले के चूर्ण को गाय के दूध के साथ सेवन करने से स्वर मधुर तथा तीव्र होता है।

शरीर को पुष्ट करने के लिए एक किलो आंवले को तेज चाकू से गोद दें। इसके बाद इन्हें चूने के पानी में डाल दें। दो किलो पानी उबालने रख दें। जब पानी उबलने लगे तो इन आंवलों को उसमें डाल दें और जब खूब उबल जाये तो आग पर से उतार लें तथा कपड़े से आंवले को साफ करके चीनी की चाश्नी में डाल दें। बस, मुरब्बा तैयार हो गया। इसके नियमित सेवन से शरीर को शक्ति मिलती है पित को नष्ट करता है।

सूखे आंवले और थोड़े से तिल लेकर शाम को पानी में भिगो दें और सबेरे उन्हें पीसकर पलकों पर लगायें। आधा घंटे बाद स्नान कर लें तो इससे नेत्रों की जलन मिटेगी।

सूखे हुए आंवले को घी में तलकर पीस लें उसके बाद इसका मस्तक पर लेप कर लें। नाक से गिरता हुआ खून तुरन्त बन्द हो जाएगा।

सूखे आंवले को कूट—पीसकर चूर्ण बना लिया जाता है। कुछ समय तक मूली के साथ चूर्ण को खाने से मूत्र पथरी नष्ट हो जाती है।

तोतले बच्चों की जबान को ठीक करने के लिए सूखे आंवले के चूर्ण को गाय के घी के साथ मिलाकर चटाते हैं। कुछ दिनों में तुतलाना ठीक हो जाता है।

पांडुरोग (पीलिया) में आंवले का चूर्ण छाछ के साथ सेवन करते हैं।

आवंले के नियमित सेवन करने से कब्ज दूर होता है, नेत्रों की ज्योति बढ़ती है। कच्चे आंवले को प्रयोग करने से उदर के अनेक विकार नष्ट होते हैं। यह कृमियों को शीघ्र नष्ट करता है।

सूखे आंवले के टुकड़े रात को पानी में भिगो देते हैं। सवेरे उसके पानी से बाल धो लेते हैं। इसके प्रयोग से बालों का गिरना व पकना बन्द हो जाता है और बाल घने तथा काले होते हैं।

गाजर

विटामिन 'ए' से भरपूर होने के अतिरिक्त प्रचुर लौह तत्वयुक्त है उतम

पौष्टिक फल और शाक। अनेक रोगों में लाभदायक तथा पाचन–शक्ति में वृद्धि करने वाला रोगों के आक्रमण से रक्षा तथा बीमारियों से सुरक्षित रखना गाजर का अपना विशेष गुण है। गाजर में प्रोटीन की अल्पमात्रा होने पर भी पूर्ण आहार के तत्व हैं। इसमें विटामिन 'ए', बी, सी, लोहा, गन्धक तथा फास्फोरस पूर्ण मात्रा में विद्यमान हैं। इसमें 'कैरोटिन' नामक तत्व भी पाया जाता है। आधुनिक वैज्ञानिक इस तत्व की प्राप्ति के लिए गाजर के स्वरस–पान की सलाह देते हैं।

गाजर के भेद

गाजर प्रायः सभी जगह पाया जाता है। यह स्वदेशी और विलायती–दो प्रकार का होता है। देशी गाजर थोड़े लाल तथा काले और विलायती गाजर पीले और लाल रंग के होते हैं। विलायती गाजर देशी गाजर से अधिक उपयोगी है और उसका स्वाद भी देशी के मुकाबले अच्छा होता है।

रासायनिक विवेचन

लौह, गन्धक तथा कैरोटीन की प्रचुरता होने के कारण आजकल की सर्वश्रेष्ठ लौह प्रदायिनी औषधियों की जगह गाजर का प्रयोग सफल हो सकता है। शरीर में औषधियों से मिलने वाले लौह की अपेक्षा रक्त में शीघ्रता से मिलकर त्रुटियों की पूर्ति करने वाली शक्ति गाजर में भरी पड़ी है। साग–भाजियों तथा फलों से प्राप्त होने वाले खनिज क्षारों में सीधे रक्त में घुल–मिलकर आवश्यकताओं की पूर्ति करने वाला अद्भुत गुण है और औषधियों के रूप में प्रयोग किये जाने वाले खनिज क्षार शरीर में कठिनाई से मिलने पाते हैं तथा उनका अधिकांश अघुलनशील होने के कारण शेष रह जाता है। इसे बाहर निकालने में शरीर को प्रचुर शक्ति लगानी पड़ती है।

गाजर में प्रोटीन की अल्प मात्रा होने पर भी पूर्ण आहार के गुण हैं। फल शर्करा, चीनी पर्याप्त मात्रा में लगभग 10 प्रतिशत रहती है। कैरोटीन के लाल कण तथा लौह, फास्फोरस, गन्धक तथा खनिज क्षारों के अतिरिक्त गाजर के रस में पेक्टेन, एल्युमीनियम एवं एक प्रकार का उड़नशील तेल रहता है, जो उसके औषधि रूप को महत्वपूर्ण तत्व प्रदान करता है। इस प्रकार गाजर एक उतम पौष्टिक कन्दशाक माना जाता है।

गाजर का प्रयोग

गाजर का सेवन करना बच्चों और युवा–पुरुषों–दोनों के लिए बहुत अच्छा है। यह विटामिन पकाने की साधारण गर्मी से बहुत अधिक खराब नही, होता, किन्तु धीरे–धीरे अपने गुण, वायु और अत्याधिक गर्मी में खुले रहने पर खो देता है। इसलिए इसे ताजी हालत में ही पकाना अच्छा है। पकाने में अच्छा तभी रहेगा, यदि उसे ऐसी विधि से पकाया जाये कि उसे हवा न लगे।

घी में और खुले बर्तन में पकाने से विटामिन ए सारी नष्ट हो जाएगी। सबसे अच्छा तो यह है कि ताजा गाजर कच्चा खाया जाये। कच्चे गाजर का रस प्रतिदिन एक या दो गिलास पीना गाजर के सारे श्रेष्ठ पौष्टिक गुणों का संचय करना है। यह रस स्वादिष्ट भी होता है।

शक्कर और दूध तथा घी के साथ गाजर का हलवा बनता है। इसके खाने से शरीर में बल की वृद्धि होती है और मुख पर कान्ति आती है। विभिन्न रोगों में गाजर आंख–कान के रोगों के अतिरिक्त नासूर जैसा भयानक रोग तो इसके सेवन करते रहने से हो ही नहीं सकता। शारीरिक सौन्दर्य की वृद्धि करने तथा गुर्दों की जलन मिटाने में भी गाजर अद्वितिय है। सबेरे और शाम को 150 से 250 ग्राम तक गाजर का रस पीने से अम्ल विकार शान्त हो जाता है। उदर तथा आंतों के घाव की तो गाजर रामबाण औषधि है। भयंकर कोष्ठबद्धता के निवारण का विलक्षण गुण गाजर में भरा है। जिगर की बीमारियों, पित–विकार, पाण्डु रोग, मूत्र में रेत आदि रोगों में कच्चा गाजर पकाकर अथवा इसका रस विशेष परिमाण में पिलाने से लाभ होता है।

केवल गाजर 15-20 दिन ही खाने से चर्म रोगों में विशेष लाभ होता है। गाजर का रस खुजली में विशेष उपयोगी है। उबालकर निकाले हुए गाजर के रस में छोटे–छोटे टुकड़े करके मन्दी आंच पर पका कर और उसमें गुड़ मिलाकर पीने से स्वादिष्ट लगता है। गाजर को पकाकर निकाला हुआ रस बच्चों के लिए लाभदायक है।

रक्ताल्पता, घेंघा तथा रक्त विकारों में भी गाजर विशेष उपयोगी है। पके हुए पुराने घाव पर गाजर का गूदा उबालकर बांधने से शान्ति मिलती है। कच्चा गाजर कुचलकर उसमें आटा मिलाकर छालों तथा जलने वाले घावों पर बांध दिया जाये तो अवश्य लाभ होता है।

पित, शूल, दाह तथा तृषा–निवारक गुण भी गाजर में पाये जाते हैं। इससे तीक्ष्ण कृमि नष्ट होते हैं, रुचि बढ़ती है और शरीर के आन्तरिक सड़न क्रिया भी सुधरती है। पुरानी संग्रहणी में भी इसका उपयोग लाभप्रद है।

मधुमेह के रोगियों के लिए गाजर लाभप्रद न होते हुए भी, यक्ष्मा के रोगियों के लिए चूने की पर्याप्त मात्रा तथा शक्कर चीनी की दृष्टि से गाजर का रस अत्यंत लाभप्रद है।

इसके बीज कामोद्दीपक, पौष्टिक और नाड़ियों को शक्ति देते हैं। गर्भ–स्त्राव के लिए भी गाजर के बीजों का उपयोग होता है।

पाचन–क्रिया की खराबियों से आंतों में पदार्थ संचित हो जाते हैं और उनके सड़ने से भंयकर कीटाणु उत्पन्न हो जाते हैं। गाजर के सेवन से सड़न नष्ट हो जाती है और कीटाणु भी नहीं रहने पाते। गाजर में विटामिन 'ए' अत्यधिक मात्रा में होने के कारण दूध, काड मछली के तेल और लाल पाम

के तेल के पूरक रूप में इसकी गणना होती है। अतएव मछली के तेल आदि का प्रयोग न करने वाले भी इससे लाभान्वित हो सकते हैं।

गाजर का रस—गाजर को कद्दूकस से कस लिया जाये फिर कपड़े से चीनी या कांच के बर्तन में निचोड़कर तुरन्त पी लिया जाये। यदि इसे और भी अधिक स्वादिष्ट बनाना हो तो रस में एक चम्मच शहद और आधा नींबू डाल लिया जाये। यह एक स्वादिष्ट पेय बन जाता है। यह रस तुरन्त ही पी लेना चाहिए अन्यथा स्वाद बिगड़ने लगता है।

यहां गाजर के कुछ अन्य प्रयोग दिये जाते हैं।

रक्तपित और अम्लपित में उबाले हुए गाजर भूनकर बिना नमक और मीठे के खाने से लाभ होता है।

खुजली पर गाजर और सेंधा नमक पीसकर और गर्म करके लेप करना चाहिए।

मासिक धर्म होने के लिए गाजर के बीज पानी में पीसकर पांच दिन तक पीने चाहिए।

गाजर का मुरब्बा और अचार भी बनाया जाता है, जो खाने में स्वादिष्ट और लाभदायक है। गाजर का मुरब्बा शरीर को शक्ति देने वाला और अत्यंत गुणकारी है।

नींबू

(मलेरिया, मोतियाबिंद, जुकाम, उल्टी होना, दस्त बंद करना, जिगर की खराबी, पायरिया, पीलिया, मुहं के छाले, लू तथा गर्मी आदि में अत्यंत लाभकारी)

नींबू एक उपयोगी फल है। इसकी एक विशेष बात यह है कि लगभग हर मौसम में उपलब्ध है। इसमें विटामिन 'सी' की मात्रा अधिक होती है। नींबू में प्रबल कीटाणु—नाशक शक्ति होती है। अकेले नींबू के रस में विटामिन ए, बी, सी, पाये जाते हैं। इसका नित्य सेवन स्वास्थ्य और सौन्दर्य के लिए लाभदायक है।

गुण और लाभ—नींबू का सेवन किसी भी प्रकार की अवस्था वाले व्यक्ति कर सकते हैं। रोगी और नीरोगी व्यक्ति—दोनों ही इससे लाभ उठाते हैं। नीबू, अम्ल वातनाशक, हल्का, पाचक, कृमिनाशक, उदर रोगों को दूर करनेवाला, वात, पित कफ और शूल में तो लाभदायक है ही, अरुचि को दूर कर रुचि बढ़ाने वाला भी है। नींबू के सेवन से पेट तथा रक्त—सम्बन्धी विकार दूर होते हैं।

गर्मी में—गर्मी के मौसम में नींबू का प्रयोग लाभदायक रहता है। मिश्री के साथ नींबू निचोड़कर पीने से लू शीघ्र दूर होती है। गर्मी में भोजन की सफाई के प्रति तनिक भी लापरवाही से हैजा हो जाता है ऐसी दशा में नींबू

के रस में प्याज तथा पुदीने का रस मिलाकर सेवन करने से लाभ मिलता है।

मलेरिया में—जब मलेरिया हो जाये, तब एक नींबू को लोहे के बर्तन में एक किलो पाली डालकर पकायें। जब आधा शेष रह जाये, तब गुनगुना रोगी को पिलायें। ऊपर से कम्बल और रजाई ओढ़ा दें। मूत्र अथवा पसीने के द्वारा बुखार की गर्मी बाहर निकली जावेगी।

मलेरिया के दिनों में तो यह बहुत लाभदायक है। सबेरे—शाम भोजन से ढाई घंटे पूर्व या बाद में नींबू में थोड़ी काली मिर्च डालकर चूसना चाहिए। मलेरिया का डर बहुत हद तक दूर हो जायेगा। इससे सारे मौसम में मलेरिया का आक्रमण न होगा। यही प्रयोग जिगर की बढ़ी पित को निकालेगा और उच्च रक्तचाप (ब्लड प्रेशर) को कम करेगा।

मोतिया बिन्द—जिन्हें अभी शुरू ही हुआ हो, उन्हें नींबू के रस को फलालेन से छान लेना चाहिए और आंख में 3-4 बूंद सुबह—शाम नित्य डालने चाहिए।

उबकाई या उल्टी—एक गिलास गर्म जल में एक नींबू का रस तथा थोड़ा—सा शहद मिलाकर लें। कै बन्द होगी और भूख लगेगी।

जुकाम—दो नींबू के रस में बराबर की मात्रा शहद में काली मिर्च एक रत्ती और मधु दो रत्ती मिलायें। रात को लेकर सो जाये तो सबेरे गला साफ हो जाएगा।

प्यास बुझना—चाहे कैसी ही किसी भी कारण से प्यास लगी हो, नींबू चूसने अथवा शिकंजबीन पीने से तुरन्त दूर हो जाती है। इसीलिए तेज बुखार में, जब प्यास बहुत लगती है, इसे देना चाहिए।

जिगर की खराबी—शिकंजबीन बनाकर लें। पानी थोड़ा डालें और चीनी कीं जगह पर नमक डालें। उसे दिन में दो—तीन बार लें।

दस्त बन्द करना—भोजन न करें और थोड़े ठंडे जल में आधे नींबू का रस तथा थोड़ी काली मिर्च मिलाकर दिन में कई बार लें। दस्त बन्द हो जायेंगे।

पायरिया—जिनके दांतों से पीव (पस) और खून आता है, दुर्गन्ध आती है तथा दांत कमजोर हैं, उन्हें नींबू के रस को दांतों पर मलना चाहिए। दांत स्वच्छ और दृढ़ हो जायेंगे। यह अचूक कीटाणुनाशक है।

बवासीर—एक नींबू के छिलके को थोड़े ठण्डे पानी में भिगो दें और रात के समय ओस में पड़ा रहने दें। प्रातःकाल उसे पियें। बवासीर का खून जाना बन्द हो जायेगा।

मुंह के छाले—नींबू का रस और सुहागे की खील मिलाकर लगायें। साथ ही साथ कुल्ले भी करें।

दूध न पचना—जिन्हें दूध न पचता हो, देर से पचता हो, गुड़गुड़ाहट करता हो, तो उन्हें दूध पीने के बाद, आधा नींबू का रस ले लेना चाहिए। इससे दूध के थक्के छोटे कणों में फट जाते हैं और शीघ्र पच जाता है। यह बात जरा अटपटी—सी लगेगी कि दूध और नींबू का मेल है, परन्तु स्वयं प्रयोग करने से इस बात का विश्वास हो जायेगा।

मृगी—दौरे के समय एक तोला नींबू के रस को, एक तोले आक के पते के रस में मिलाकर नाक द्वारा इस द्रव को चढ़ा दें।

अन्य उपयोग—मच्छर के काटे स्थान पर नींबू के रस को लगा दें। खारिश दूर हो जाएगी।

नींबू के रस और नारियल के तेल को मिला लें और अच्छी प्रकार मथ लें। जब एक जान हो जायें तो फोड़े को नीम के पानी से धो लें। फिर इस मरहम को कपड़े पर लगाकर फोड़े पर लगा दें तो यह पीप नहीं पड़ने देगी और न चिपकेगी।

गालों पर यदि रस और छिलका मलें तो गाल सुन्दर और झुर्रियों से रहित हो जाएंगे।

नींबू का रस तथा शहद मिलाकर चाटें या शिंकजबीन बना लें। उससे बदहजमी, भूख न लगना, पेट में गुड़गुड़ होना, पेट का भारी रहना आदि रोग कभी पास नहीं फटक सकते हैं।

नैम्बूक वटी— 1 तोला अफीम, 1 तोला हल्दी, 1 तोला पठानी लोध, 1 माशा भुनी हुई फिटकरी, आधा माशा काली मिर्च, आधा माशा तूतिया की भस्म। इन सबको कूट—पीसकर 24 तोला नींबू के रस में छोड़ दें। फिर आग पर चढ़ा दें, जब गाढ़ा—गाढ़ा रह जाये, तब गोली बना लें। आंखों की पलकों पर दान पड़े हों, आंख में चोट लगी हो, आंखे दुखती हों, सूजन हो, जलन हो, इन सब हालतों में नैम्बूक वटी का लेप करने से तुरन्त लाभ होगा। यदि आंख में खुजली होती हो तो जरा—सी बटी को कोयों में लगा देने से खुजली मिट जाएगी।

सिर में दर्द होने पर कान में दो—तीन बूंद नींबू का रस गर्म करके छोड़ने से तत्काल लाभ होता है।

नींबू में त्वचा को शुद्ध करने का विशेष गुण होता है। समस्त फोड़ा—फुंसी, दाद, खाज आदि में लगाने से लाभ होता है।

यदि मोतिया बिन्द होने के लक्षण दिखलाई दें, जैसे धुंधला दिखलाई देना आदि तो सेंधा नमक को नींबू के रस में रगड़कर जरा—सा आंख के भीतर काजल की तरह लगाने से मोतिया बिन्द नहीं होगा। नींबू में भेदक अर्थात् टुकड़े कर देने वाले और सारक अर्थात् बहा देने वाले गुण होते हैं।

नींबू के टूकड़े पर मिश्री का चूर्ण डालकर चूसने से उल्टी तुरन्त रुक जाती है और रोगी को आराम मिलता है।

इमली

(पित, नशा उतारने के लिए, बिच्छु काटने पर, हैजा, टांसिल, पाचन क्रिया बिगड़ना)

भोजन को स्वादिष्ट बनाने के लिए, जिन खट्टे पदार्थों का उपयोग किया जाता है, उनमें इमली मुख्य है। यह फल देश के सभी भागों में पाया जाता है। भोजन के अतिरिक्त इसका उपयोग अनेक रोगों में भी किया जाता है, जो लाभप्रद सिद्ध होता है।

पित में इमली का शर्बत पीना लाभदायक माना जाता है।

शराब, भांग आदि के नशे का प्रभाव कम करने के लिए इमली का शर्बत बड़ा ही उपयुक्त है।

यदि उल्टी हो रही हो तो भी इमली का शर्बत लीजिए अथिवा इमली का छिलका जलाकर चूर्ण बनाइए। एक तोला चूर्ण एक कप पानी के साथ पियें। एक बार इसे लेने से लाभ न हो तो उल्टी रुकने तक दवा लेते रहना चाहिए।

बिच्छू के काटने पर इमली का बीज (चिया) घिसकर उस भाग पर दबाकर रखिए, बीज वहीं चिपक जाएगा। जब विष बाधा नहीं रहेगी, तभी वह अपने–आप निकल पड़ेगा।

इमली का छिलका जलाकर चूर्ण बनाकर शहद में मिलाकर खाने से पेट–दर्द ठीक हो जाता है।

इमली और लहसुन, छाछ में रगड़कर छोटी–छोटी गोलियां बना लें। हर पन्द्रह मिनट के बाद एक गोली प्याज के रस में मिलाकर हैजे के रोगी को देना चाहिए। जब तक तकलीफ कम नहीं होती तब तक दवा देते रहना जरूरी है।

टान्सिल बढ़ जाने पर खांसी आती हो तो इमली का बीज पानी में घिसकर उसका तालू पर लेप करें तो खांसी रुकने लगेनी।

इमली का सार बड़ा ही पाचक होता है। इसे पीने से खाना हजम होता है और भूख भी अच्छी लगने लगती है। बीमार व्यक्ति को भी इसके सेवन से भोजन स्वादिष्ट लगने लगता है।

इमली या इमली के रस के सेवन से गला खराब होता बहुधा देखा गया है, किन्तु आश्चर्य की बात है कि उसके उपचार में भी इमली का ही प्रयोग किया जा सकता है।

आम

(लू लगना, सुजाक, खूनी पेचिश, नपुंसकता, पित, दस्त आदि)

आम सब फलों से बलवर्द्धक, रक्तवर्द्धक होता है। आम से ज्यादा कच्चा

आम (कैरी) ज्यादा उपयोगी होता है। वैसे पक्का आम शरीर को शक्ति देता है। कब्ज दूर करता है। इसमें विटामिन सी बहुत मात्रा में होता है और परम गुणकारी है।

कच्चा आम लू से रक्षा करता है। रोगी को कच्चे आम को उबालकर शर्बत पिलायें।

आम की गुठली को पीसकर पानी के साथ लेने से दस्त रुक जाते हैं और मीठी नींद भी आती है।

बवासीर में भी कच्चे आम का रस देने से पर्याप्त लाभ मिलता है।

आम का मुरब्बा स्वादिष्ट और पाचक होता है। यह शरीर को शक्ति और स्फूर्ति प्रदान करता है।

खूनी पेचिश के लिए आम के छिलके पीसकर थोड़ा शहद मिलाकर सेवन करने से रोग में लाभ होता है।

सुजाक रोग में आम के पेड़ के छिलके का रस 50 ग्राम लेकर 3/4 भाग पानी में मिलाकर देने से सुजाक रोग दूर हो जाता है। आम खाकर ऊपर से दूध पीने से भी लाभ मिलता है।

नपुंसकता में आम के रस को शहद में मिलाकर पीने से नपुंसकता में लाभ मिलता है, वीर्य गाढ़ा और अधिक मात्रा में बनता है।

आम पित के विकारों को भी दूर करता है। अजीर्ण रोग से स्नायु संस्थान यदि कमजोर पड़ गये हों तो आम के सेवन से लाभ मिलता है। निर्बल आंतों को पुष्ट कर उनकी कार्यशीलता बढ़ाता है।

जीरा

(पाचन क्रिया बिगड़ना, स्त्रियों में दूध की कमी, पेट के रोग)

जीरा भोजन और बीमारियों दोनों में ही अत्यंत लाभकारी है। यह दो प्रकार का होता है। काला और सफेद। पाचक और भूख बढ़ाने वाला होता है।

पांच तोला जीरा, सिरके, या नींबू के दस तोले रस में भिगोकर सुखायें। फिर छह माशे सोंठ, काला नमक (चार माशा) के साथ पीसकर रख लें। यह चूर्ण भोजन पचाने, पेट की वायु को दूर करने व भूख बढ़ाने में लाभदायक होता है। गर्भवती स्त्रियों के लिए भी यह लाभदायक होता है। इससे जी नहीं मिचलाता, कै की शिकायत दूर हो जाती है।

यदि स्त्री के स्तनों में दूध कम बनता हो तो सफेद जीरा पीसकर उतनी ही शक्कर पिसी हुई लें। सुबह–शाम 10-10 ग्राम खायें और ऊपर से दूध पियें तो आशातीत लाभ होता है।

पेट के सभी रोगों के लिए जीरा बहुत फायदेमदं होता है।

धनिया

(सिर–दर्द, सरसाम रोग, स्वप्नदोष, चक्कर आना)

सब्जी, दाल बनाने में धनिया मसाले की तरह प्रयुक्त किया जाता है। इससे सब्जी–दाल का स्वाद बढ़ जाता है।

धनिया मेदे को शक्ति देता है पेट की वायु को निकालता है और मस्तिष्क को लाभ पहुंचाता है।

सिर दर्द में इसे पीसकर माथे पर लेप कर आरम करें। कुछ ही देर में सिरदर्द दूर हो जाएगा।

सरसाम के रोगी को हरा धनिया और ककड़ी का पानी समान मात्रा में मिलाकर इसमें थोड़ा सिरका मिला दें। शीशी में भरकर इसे रोगी को थोड़ी–थोड़ी देर में सुंघायें तो लाभ होता है।

यदि चक्कर आने की शिकायत है तो सूखा धनिया और सूखा आंवला बराबर मात्रा में लेकर मोटा कूट लें। रात में भीगने डाल दें। सुबह पानी छानकर उसमें मिश्री मिलाकर पियें।

अधिक स्वप्नदोश या कामवासना की अधिकता से आई कमजोरी दूर करने के लिए रात को धनिया (10 ग्राम) पानी में भिगो दें। सुबह इसे छानकर पियें।

नमक

(बलगम–खांसी, कै–मितली, नजला–जुकाम, आंखों की धुंध और खुजली, दुर्बलता, गले की खराश)

नमक हमारे भोजन का सबसे महत्वपूर्ण अंग है। भोजन में यदि नमक न हो तो सब मसाले बेकार हो जाते हैं। यह भोजन का स्वाद तो बढ़ाता ही है साथ ही भोजन पचाने में भी सहायक होता है। नमक खून, मांस और हड्डियों को स्वस्थ बनाये रखता है।

नमक की कमी से पाचन शक्ति बिगड़ जाती है। हड्डियां कमजोर पड़ जाती हैं और खून की गति में शिथिलता आ जाती है।

बलगम खांसी में नमक की डली मुंह में रखने से खांसी कम उठती है और बलगम पतला होकर बाहर निकल जाता है।

बीमारी की दुर्बलता या शिथिलता के लिए गर्म पानी में थोड़ा नमक डालकर उस पानी से नहायें। साथ ही गरारे करें।

गले की खराश या गला बैठ जाने पर गर्म पानी में नमक डालकर गरारे करने से लाभ मिलता है।

आंखों में खुजली और धुंध हो जाने पर लाहौरी नमक को बारीक पीसकर सलाई से आंखों में लगाएं।

नजला और जुकाम होने पर गर्म पानी में थोड़ा नमक मिलाकर पीने से लाभ मिलता है। नमक बहुत थोड़ा ही इस्तेमाल करें। ज्यादा नमक लेने से कै हो सकती है। नमकीन पानी से नाक अन्दर से धोयें।

मेथी

(वात रोग, गठिया व कमर दर्द, कब्ज, बलगमी खांसी और दमा)

मेथी और मेथी का साग दोनों ही स्वास्थ्य के लिए बहुत लाभदायक है। यह बलगमी रोगों में आराम पहुंचाता है। गठिया, दमा कब्ज और बवासीर को दूर करता है। मेथी दाना आम के अचार में मसाले के रूप में प्रयोग आता है और अचार को गुणकारी तथा हाजमेदार बना देता है साथ ही स्वादिष्ट भी है।

वात रोग से ग्रस्त व्यक्तियों को हलवे और लड्डुओं में मेथी दाना पीस कर देने से बहुत लाभ होता है। कुछ लोग सर्दियों में विशेषकर मेथी के लड्डुओं का नियमित सेवन करते हैं।

गठिया के दर्द में मेथी के बीज (मेथी दाना) छह ग्राम लेकर 100 ग्राम गुड़ को पानी में मिला लें। इस पानी को पीने से गठिया और कमर दर्द में भी आराम मिलता है।

कब्ज में मेथी और गुड़ मिला पानी पीने से लाभ मिलता है।

बलगमी खांसी में 6 गाम मेथी 20 ग्राम शहद को पानी में घोल लें। यह पानी बलगमी खांसी और दमे में लाभ पहुंचाता है।

राई

(पसली–दर्द, गठिया, दाद–बालखोरा, फालिज)

राई हमारे भोजन में मसाले की तरह प्रयोग की जाती है। राई का पौधा सरसों के पौधे जैसा होता है। इसके दाने सरसों के दानों से छोटे तथा लाल होते हैं।

राई गर्म होती है। इसका उपयोग कई बीमारियों में किया जाता है।

पसली के दर्द, निमोनिया, मेदे के रोगों में राई को पीसकर इसका लेप करने से लाभ होता है।

पसली के दर्द में राई पीसकर, गर्म कर दर्द की जगह बुरक कर ऊपर से पट्टी बांध दें तो लाभ होता है।

दाद, बालखोरा तथा फुलबहरी में राई को पानी में पीसकर लगाने से लाभ होता है। पहले उस स्थान पर छाला पड़ जाता क्योंकि राई गर्म होती है इससे घबराने की जरूरत नहीं इस छाले पर घी लगा दें। दाद तथा छालों दोनों दूर हो जाते हैं।

गठिया और पसली के दर्द में राई के तेल की मालिश करने से दर्द दूर हो जाता है।

फालिज में भी राई के तेल की मालिश लाभदायक होती है।

सौंफ

(बदहजमी, हाथ–पांव में जलन, कै–दस्त, नेत्र–ज्योति)

सौंफ मसाले और पान–सुपारी के साथ प्रयोग की जाती है। पेट की बीमारियों, कै–मितली में यह बहुत उपयोगी होती है। मेदे की कमजोरी को दूर करती है तथा पेट की वायु निकालती है।

बच्चों में बदहजमी होने पर 6 ग्राम सौंफ पानी में पीसकर उस पानी को पिलाने से लाभ मिलता है।

हाथ–पांव में जलन होने पर सौंफ और धनिया बराबर मात्रा में लेकर कूट–छानकर चीनी मिला लें और भोज़न के बाद पानी के साथ 6-6 ग्राम खायें तो लाभ मिलता है।

दस्त लगने पर सौंफ घी में भून कर पीस लें, उसमें थोड़ी चीनी मिला दें। इस चूर्ण को सुबह–शाम खायें? दस्त बंद हो जायेंगे।

सौंफ वैसे ही थोड़ी–थोड़ी प्रति दिन खायें तो नेत्र ज्योति बढ़ती है तथा आंखें नीरोग रहती हैं।

हल्दी

(खांसी, चोट और सूजन, सुजाक, आंख दुखना, नेत्र ज्योति, जुकाम–नजला, पेट के कीड़े)

हल्दी भोजन और बीमारी दोनों में समान रूप से लाभ पहुंचाती हैं सब्जियों को गुणकारी व रंगत देती है। यह बीमारियों में अत्यंत गुणकारी है और स्वास्थ्यवर्द्धक है।

खांसी होने पर इसे आग पर भूनकर पीस लें और पानी के साथ इसे लें तो खांसी जाती रहती है।

चोट के कारण सूजन आने पर हल्दी पीस कर दूध के साथ पिलायें।

दर्द और सूजन पर हल्दी और चूना बराबर मात्रा में लेकर पीस लें और उस स्थान पर उसका लेप करें तो आराम होता है।

सुजाक के लिए हल्दी और आंवला बराबर लेकर पीस–छान लें। फिर उतनी ही बराबर मात्रा में खांड चीनी मिलाकर दूध या पानी के साथ सेवन करने से लाभ होता है।

आंख दुखने पर हल्दी पीस कर रुई पर उसका लेप लगाकर उस फाहे को आंख पर बांधें तो आराम होता है।

हल्दी का धुआं देने से जुकाम–नजला दूर हो जाता है।

हल्दी के चूर्ण को पानी या दूध के साथ लेने से पेट–के कीड़े मर जाते हैं।

हींग

(अफारा, दांत का कीडा, दाद, पाचन क्रिया बिगड़ने और पेट दर्द में लाभकारी)

हींग एक प्रकार की गोंद है। यह हमारे भोजन में मसाले की तरह प्रयुक्त की जाती है। यह कई बीमारियों में लाभ पहंचाती है। मेदे और आंतों की कमजोरी दूर करती है। भूख बढ़ाती है तथा पेट के लिए अत्यंत लाभदायक है।

पेट में अफारा होने पर हींग को थोड़े से पानी में घोलकर रुई के फाहे में भिगोंकर नाभि पर रखें तो लाभ होता है।

दांत में कीड़ा लग जाने पर उस स्थान पर हींग की डली रखें। कीड़े मर जाएंगे और दर्द दूर हो जाएगा है।

अफीम का विष दूर करने के लिए जितनी अफीम खायी हो, उतनी ही हींग खिला दें। अफीम का विष दूर हो जाता है।

दाद पर हींग पानी में पीस कर लेप करने से लाभ मिलता है।

हींग, सुहागा (भुना हुआ), बड़ी हरड़, 10-10 ग्राम, लाहौरी नमक, सोंठ 6-6 ग्राम लेकर पीस लें फिर इस चूर्ण को नींबू के रस में मिलाकर छोटी–छोटी गोलियाँ बना लें। ये गोलियां पेट दर्द, अफारा, भोजन को पचाने के लिए लिया करें।

अजवायन

(पेट के कीड़े, हैजा, उदरशूल, दाद–खुजली, नपुंसकता, आंख के रोग, बवासीर, मंदाग्नि, जिगर–तिल्ली आदि)

अजवायन का प्रयोग घंरों में प्रायः नित्य प्रति ही मसालों में होता रहता है। चिकित्सा में इसका प्रयोग अतिसार, अफारा, अजीर्ण, हैजा, पेट के दर्द में बहुत समय से सफलतापूर्वक होता रहा है। इसका पानी–भाप के द्वारा खींचा जाता है, जिसको अजवायन के अर्क के नाम से जाना जाता है। इसका चिकित्सा में उपयोग किया जाता है।

अजवायन का महत्व चिकित्सा में इसके बीजों के कारण है, जिसमें से सत निकाला जाता है। इसका प्रयोग देशी एवं पाश्चात्य चिकित्सा में विशेषतया किया जाता है। इसके सत को अंग्रेजी में थाइमोल कहा जाता है और चिकित्सा में इसका अपना महत्व है।

पेट में होने वाले कीड़ों को नष्ट करने के लिए इसके बीजों का सत अचूक औषधि प्रमाणित हुई है। अनेक पेटेन्ट औषधियों में सत अजवायन का प्रयोग मूलतः होता है।

हैजे की प्रथमावस्था में प्राचीन तथा आधुनिक दोनों ही प्रणाली के चिकित्सक इसका प्रयोग करते हैं।

उदरशूल के लिए अजवायन, सेंधा नमक, काला नमक, यवक्षार और सोंठ–बराबर–बराबर मिलाकर एक से दो माशे तक की मात्रा में गर्म पानी से फंकी लें। सूखी खांसी में अजवायन के चूर्ण को पान में रखकर चूसना चाहिए। इससे आशातीत लाभ होता है।

दाद, खुजली, पुराने जख्म आदि में अजवायन को पानी में पीसकर लगाना चाहिए, फायदा पहुंचाती है।

यदि इसको नींबू के रस में सात बार भापित करके सेवन किया जाये तो इससे पुरुषत्व हीनता में लाभ होता है।

इसके काढ़े से आंखे धोने से आंखें साफ होती हैं।

सूखी खांसी में अजवायन के चूर्ण को पान में रखकर चूसना चाहिए।

अजवायन के बारीक चूर्ण की नस्य लेने से सिरदर्द, नजला और मस्तिष्कगत कृमि नष्ट हो जाते हैं।

4 माशा अजवायन के चूर्ण में 1 माशा काला नमक मिलाकर फंकी लेने से अफारा तथा बाय गोला शान्त हो जाता है।

अजवायन, काली मिर्च, सोंठ तथा नमक पीसकर फंकी लेने से पेट की मदाग्नि शान्त होती है।

बादी बवासीर के मस्सों के लिए अजवायन के चूर्ण को अंगारों पर डालकर उसका धुआं मस्सों को देने से लाभ होता है।

कान के दर्द तथा दांतों में भी इसी भांति इसका धुंआ देना चाहिए जिससे लाभ होता है

सन्धिवात में अजवायन के तेल से मालिश करनी चाहिए।

पेट के कीड़ों को नष्ट करने के लिए 2 से 4 माशा की मात्रा में अजवायन के चूर्ण को छाछ से सेवन करना चाहिए।

अजवायन सीने के दर्द में भी लाभदायक है। जिगर तथा तिल्ली की सख्ती को मिटाता है।

अजवायन का शर्बत लकवे तथा हाथ–पैरों के कांपने (कम्पवात) में विशेष लाभप्रद है।

इसके काढ़े से आंखों को धोने से आंखें साफ होती है।

आयुर्वेद के अनुसार अजवायन दीपन, पाचक, तीक्ष्ण, उष्ण पितवर्धक उदरशूल, बवासीर, कृमि प्लीहावृद्धि, वायु–विकार नाशक तथा फलजन्य व्याधियों को नष्ट करने वाली है। यूनानी मत से यह कोष्ठ को मृदु करने वाला और वायुनाशक माना जाता है।

लौंग

(खांसी, श्वास रोग, बुखार और सिरदर्द, मूत्र–विकार तथा पायरिया में लाभप्रद होने के अतिरिक्त कीटाणुनाशक)

लौंग के वृक्ष बहुत लुभावने होते हैं इनसे भीनी–भीनी सुगंध आती रहती है। इसके वृक्ष पर लगी फूलों की फलियां लौंग होती है।

लौंग अत्यन्त उपयोगी, गुणकारी घरेलू औषधि है। इसका उपयोग मसाले के रूप में भी होता है। इसी प्रकार अतिथि–सत्कार के समय इसे ताम्बूल में सम्मिलित कर अतिथि को प्रदान की जाती है।

लौंग, ग्रहणीहर, शीतल, दीपन, पाचक, कफ–पित नाशक होती है। इसका पाचन–क्रिया पर सीधा प्रभाव पड़ता है। भोजन में इसका उपयोग करने से पाचन–क्रिया तीव्र होती है। खाने में रुचि उत्पन्न होकर भूख बढ़ती है।

कीटाणु–नाशक–प्राकृतिक चिकित्सा पद्धति के अनुसार लौंग का हमारे शारीरिक–स्वास्थ्य से बहुत घनिष्ट सम्बन्ध है। लौंग में एक विशेष प्रकार का विष रहता है, जो कीटाणुनाशक है। लौंग का स्वाद् कड़वा, तिक्त अथवा चरपरा होता है। यह कफ–पित वातनाशक है। लौंग की तासीर उष्ण होती है। प्राकृतिक चिकित्सा–पद्धति के अनुसार लौंग अनेक रोगों पर जादू के समान असर करती है।

श्वास रोगों पर–श्वास–कास के रोग दमा आदि हैं। प्रति–दिन सोते समय 8-10 लौंगें भूनकर खाने से श्वास के रोग दमा आदि को लाभ पहुंचता है। लौंग बलगम को हटाती और श्वास की शिकायत को मिटाती है और रोगी को आराम पहुंचता है।

खांसी–खांसी क लिए लौंग से उतम कोई वस्तु नहीं है । सूखी या कफ वाली खांसी में लौंग को गर्म करके मुंह में रख चूसने से खांसी शान्त हो जाती है।

सर्दी होने पर भी लौंग लाभकारी है। प्रतिदिन 4 लौंग भूनकर खाने से ऋतु–परिवर्तन के समय सर्दी होने की आशंका नहीं रहती।

बुखार और सिरदर्द–लौंग का काढ़ा बुखार के लिए लाभप्रद सिद्ध हो चुका है। लौंग लौर चिरायता 25 ग्राम के परिमाण में लेकर उसे आधा किलो पानी में देर तक पकाकर उसका काढ़ा बना लीजिए। जब पानी लगभग 50 ग्राम रह जाये, तब उसे उतार दीजिए। यह काढ़ा मलेरिया बुखार के रोगी को बुखार उतारने पर पिलाने से फौरन आराम होता है। इसी प्रकार सिरदर्द होने पर 4 लौंग पानी के साथ पीसकर लगाने से तत्काल लाभ होता है।

कृमिनाशक–प्रायः छोटे बच्चों के उदर में मिट्टी अथवा अन्य दूषित वस्तुएं खाने से कृति (चुरवे) उत्पन्न हो जाते हैं। लौंग का उपयोग करने से कृमि अतिशीघ्र नष्ट हो जाती है।

वयस्क लोगों के आमाशय तथा आंतों में रहने वाले आंत्रकृमि भी इससे शीघ्र नष्ट होते हैं।

पेट का अफारा—अधिकांश स्त्री—पुरुष भोजन करने के बाद अफारे के शिकार होते हैं ऐसी स्थिति में लौंग के सेवन से लाभ होता है।

विषैले प्रभाव में लाभदायक—शरीर के किसी भाग पर किसी जन्तु द्वारा काट लेने अथवा मकड़ी आदि के स्पर्श करने पर उसके विषैले प्रभाव को नष्ट करने के लिए लौंग का उपयोग किया जा सकता है। लौंग को जल के साथ घिसकर कटे या स्पर्श किये स्थान पर लेप कर दें, तुरन्त लाभ होगा। मक्खी या मच्छर काटने पर काटे हुए स्थान पर भी लौंग को पानी में घिसकर लेप करने से खुजली शान्त हो जाती है और सूजन ठीक हो जाती है।

इसी प्रकार विभिन्न शूलों में लौंग अति शीघ्र लाभ पहुंचाती है। दांत के दर्द में, लौंग डालकर उबाले हुए पानी में कुल्ला करने से दर्द शान्त होता है। यदि दांत कीड़े, पड़ जाने के कारण खोखला हो जायें तो लौंग के तेल का फाहा बनाकर अन्दर भर देने से लाभ होता है।

सिर—दर्द की हालत में लौंग को पानी में घिसकर कनपटी या माथे पर लेप करने से सिर का दर्द दूर होता है।

लौंग के चूर्ण में सेंधा नमक मिलाकर रख लें। आधा ग्राम चूर्ण को गर्म जल से सेवन किया जाये तथा लौंग को पानी में घिसकर पेट पर लेप करने से अफारा दूर हो जाता है।

जुकाम या नजले में लौंग का सेवन, पान के साथ तथा लौंग का तेल मिश्री में डालकर सेवन करने से लाभ होता है।

हिचकी की परेशानी से बचने के लिए एक—दो लौंग जल के साथ सेवन करने से हिचकियां तुरन्त बन्द हो जाएंगी।

लौंग के उपयोग से शरीर की वायु—नलियों के संकोच तथा विकास और उससे होने वाली पीड़ा भी नष्ट होती है । इसीलिए चिकित्सक खांसी, दमा तथा श्वास रोगों में इसका उपयोग करते हैं

मूत्र—विकारों में भी लौंग बहुत गुणकारी होती हैं लौंग के उपयोग से शरीर में रोगनाशक शक्ति का विकास होता है। लौंग रक्त के श्वेत कणों की वृद्धि करती है। श्वेत कण ही विभिन्न रोगों के जीवाणुओं को नष्ट करते हैं।

लौंग का तेल बहुत गुणकारी होता है। पायरिया से ग्रस्त लोग यदि इसे दांतों पर लगाएं तो बहुत लाभ होता है। दांतों से दुर्गन्ध आने पर भी इसका उपयोग किया जा सकता है। लौंग का तेल उड़नशील होता है। इसलिए शीशी का मुंह अच्छी तरह बन्द रखना चाहिए।

पानी

(बेहोशी, चोट—सूजन, चक्कर आना, शरीर स्वस्थ बनाने के लिए, जोड़ों—पुट्ठों का दर्द पाचन क्रिया कमजोर स्फूर्ति)

पानी, जीवन की अनिवार्य आवश्यकता है बिना भोजन के कई दिनों तक रहा जा सकता है, किन्तु पानी के बिना एक दिन भी नहीं। शरीर के वजन का आधे से अधिक भाग पानी का है। शरीर में पानी की कमी होने पर हमें प्यास लगती हैं। शारीरिक मेहनत, अधिक काम और थकान आदि में पानी की जरूरत बढ़ जाती है। पानी शरीर के तापमान को भी ठीक रखता है, जिससे हमारा शरीर तरोताजा बना रहता है।

घरों में जब कभी किसी को किसी कारण बेहोशी होने लगती है, तो तुरन्त पानी के छींटे मुंह पर मारते हैं इससे रोगी ठीक हो जाता है।

पानी की ठंडी पटि्टयां चोट-सूजन पर जादूई असर करती हैं। दर्द कम हो जाता है। डाक्टर अक्सर दर्द की जगह पर, गर्म पानी का सेक करने की सलाह देते हैं।

तेज बुखार के समय माथे पर ठंडे पानी की पट्टी रखने से बड़ा आराम मिलता है।

नाक का खून बन्द करने के लिए सिर पर ठंडे पानी की धार डालने से ठीक हो जाता है।

चक्कर, उल्टी आने पर ठंडा पानी पीने से लाभ होता है।

सौन्दर्य प्रसाधनों में गुलाब जल का उपयोग सौन्दर्य और आकर्षण वृद्धि के लिए किया जाता है।

पुरुष और खासकर मोटी स्त्रियां अपने शरीर को छरहरा बनाये रखने के लिए स्टीमबाथ (भाप का स्नान) को बहुत पसन्द करती है।

चिकित्सा में पानी के बहुत से कारगर रूप हैं, जिसके द्वारा जोड़ों का दर्द, पुट्ठों का दर्द, स्नायु दर्द को रोका या कम किया जा सकता है।

गर्मी की ऋतु में शीतल जल म स्नान करने से शरीर में ताजगी और स्फूर्ति पैदा होती है।

गर्म पानी से भोजन बनाने से भोजन पूर्ण रूप से पक जाता है। इससे उसमें रोग उत्पन्न होने की कोई सम्भावना नहीं रहती है। पाचनशक्ति भी इसलिए ठीक रहती है कि यह भोजन पेट में जाकर दूध के समान पतला हो जाता है; जिससे वह शीघ्र हजम हो जाता है।

गर्म जल को प्रातः बिस्तर से उठकर पीने पर शौच भी साफ होता है। जिन्हें 'बैड-टी' की आदत है, वे यदि गर्म जल का प्रयोग करें तो उन्हें हानि की सम्भावना भी न रहेगी और पेट भी सदा साफ तथा हल्का रहेगा।

भोजन के समय बीच-बीच में गर्म पानी पीने से भी भोजन शीघ्र पच जाता है।

भोजन के समय कभी ठंडा जल नहीं पीना चाहिए।

जिस प्रकार शीतल जल शरीर के ऊपरी भाग पर उपादय है, उसी

प्रकार गर्म जल शरीर के भीतरी भाग को लाभ पहुंचाता है। साधारणतः 80 डिग्री सेन्टीग्रेड ताप का गर्म जल पेट में पहुंचना चाहिए।

दूध

(अफारा, हाजमे के लिए, प्रत्येक रोग में (दस्त छोड़कर) चेहरे की रंगत के लिए)

दूध ही ऐसा तरल पदार्थ है, जिसके उपयोग से रक्त, मांस, चर्बी और मस्तिष्क बढ़ते हैं। यह भोजन भी है और औषधि भी। स्वस्थ पशु का दूध मानव मात्र के लिए अमृत तुल्य है। दूध का विधिवत् सेवन करने से मनुष्य वृद्धावस्था तक बलवान बना रहता है।

अधिक उबला हुआ दूध कुछ कब्जी पैदा कर देता है। इसका पौष्टिक अंश बहुत कुछ नष्ट हो जाता है। गाय का ताजा दुहा हुआ दूध सर्वोतम है। यदि उसे 10-15 मिनट रख दिया जाये, तो उसे उबालकर पीना चाहिए। भैंस और भेड़ का दूध ठंडा करके और बकरी का दूध गर्म करके ठंडा पीना चाहिए। डेयरी फार्मों में दूध को रेफ्रीजिरेटर से ठंडा किया जाता है ऐसा करने से उसके गुण नष्ट नहीं होते, किन्तु अधिक ठंडा दूध स्वास्थ्य के लिए हितकर नहीं है।

अफारा और वात, कफ प्रकृति वालों को दूध में इलायची या पीपल डालकर पीना चाहिए या एक चुटकी भर सोंठ फंककर दूध पीना चाहिए। पित वाले बिल्कुल ताजा या उबालकर ठंडा दूध पिएं।

जिन व्यक्तियों को दूध हजम नहीं होता वे 50 या 100 ग्राम से प्रारम्भ करके उसकी मात्रा धीरे–धीरे बढ़ाएं या दूध में दो रत्ती भुना हुआ सुहागा मिला दें। चूने का पानी आधा तोला भी दूध में मिला सकते हैं। बहुत से व्यक्ति दूध को गट–गट करके पी जाते हैं। यह तरीका बिल्कुल गलत है। दूध को धीरे–धीरे घूंट भर–भर कर पीना चाहिए। इस तरह से दूध का पीना बहुत ही लाभकारी होता है।

गर्म दूध पीने के पश्चात् ठंडे पानी से कुल्ला नहीं करना चाहिए। ऐसा करने से दांत कमजोर हो जाते हैं। दूध और भोजन के मध्य दो–तीन घंटे का अन्तर होना चाहिए अन्यथा खाने के साथ ही दूध लिया जाये तो अच्छा है।

रोगी पशु का दूध पीना चाहिए, क्योंकि दूध के कम और अधिक गुण पशु पर निर्भर रहते हैं। पशु को यदि बिनौले, चने और खल खिलाई जाये तो दूध गाढ़ा होगा और स्वादिष्ट भी। गाय का दूध सर्वोतम होता है। भैंस का दूध बल तो देता है किन्तु भारी होता है। कफ–कारक भी है। शरीर को मोटा करता है और सुस्ती लाता है।

बकरी का दूध क्षय के रोगियों के लिए लाभदायक है।

दूध में अधिक मीठा नहीं मिलाना चाहिए। अधिक मीठे से पाचन–शक्ति बिगड़ जाती है। यही नहीं, आगे चलकर कोई रोगों के होने की सम्भावना रहती है। रात को दूध पीकर सोना स्वास्थ्य के लिए अहितकर है।

दूध में पानी मिलाकर पीने से पेशाब साफ आता है और गर्मी भी शान्त होती है।

दूध की मलाई चेहरे पर मलने से चेहरा निखर जाता है और चमकने लगता है।

सिरका

(पाचन–क्रिया में गड़बड़ी, बाल झड़ना, थकान, गले में खराश, आलस आदि)

भोज्य पदार्थों में सिरका का महत्वपूर्ण स्थान है। वैसे दाल–रोटी तो सभी को अच्छी लगती है, किन्तु यदि इसके साथ अचार, चटनी भी परोस दी जाए तो फिर भोजन का क्या कहना ? खाने वाला भी एक–दो रोटी ज्यादा ही खा जाएगा।

भोजन के इस अतिरिक्त स्वाद के लिए सिरका भी एक अहम रोल अदा करता है।

एक बोतल सिरका लाइए और उसमें मूली, गाजर, शलगम, मिर्च, करोंदा, अदरक, तथा प्याज आदि के छोटे–छोटे टुकड़े करके डाल दीजिए। ऊपर से अपने स्वाद के अनुसार नमक तथा मिर्च डाल दीजिए। इसे लगभग एक सप्ताह तक बन्द करके रख दीजिए और फिर इसका उपयोग शुरू करें। इसके सेवन से जहां खाना सुस्वादु बनेगा, वहां पाचन–शक्ति भी ठीक रहेगी।

मुंह के स्वाद के अतिरिक्त इसका विभिन्न रोगों तथा अन्य कार्यों में भी प्रयोग किया जाता है।

यदि गांठों तथा पिंडलियों में दर्द रहता है, तो दोनों समय भोजन करने के बाद सिरके में उबली हुई अजवायन का निचोड़ एक चम्मच ले लें इसके नियमित प्रयोग से दर्द ठीक हो जाता है।

यदि किसी कारण बाल झड़ने शुरू हो गये हों तो पानी में थोड़ा सिरका मिलाकर सिर धोएं और जब बाल सूख जायें तो उंगलियों को सिरके में भिगोकर बालों की जड़ों में लगायें। इससे बालों की जड़ें मजबूत होंगी और बाल झड़ने समाप्त हो जाएंगे।

यदि घर का कामकाज खत्म करने पर थकान अनुभव होती है तो शहद में सिरका मिलाकर उसका प्रयोग आरम्भ कर दें। इसके लिए एक प्याला शहद में दो बड़े चम्मच सिरका मिला लें। इसे रोज प्रातःकाल एक चम्मच सेवन करें। इसके लिए नियमित प्रयोग से शरीर में स्फूर्ति आएगी तथा थकान मिट जाएगी। सिर का दर्द दूर करने के लिए समान मात्रा में पानी और

सिरका खुले बर्तन में डालकर आग पर उबाल लें। तत्पश्चात् लगभग 10 मिनट तक इसकी भाप लें। भाप लेते समय मुंह और आंखें बन्द रखें। ऐसा करने से सिर का दर्द मिट जाएगा।

यदि गले में खराश या दर्द हो तो गुनगुने पानी में सिरका मिलाकर गरारे करें। इससे गले की पीढ़ा समाप्त हो जाएगी।

यदि लिखने–पढ़ने का काम करते–करते पलकें झपकने लगे तो तीसरे पहर की चाय में सिरके की चार–पांच बूंदें मिला लें। इसका सेवन करते ही चुस्ती आ जाएगी और काम तेजी से होता चला जाएगा। अतएव सिरका कम कीमत का, किन्तु समय पर यह अत्यन्त उपयोगी साबित होता है।

दही

(हैजा, लू लगना, आमाशय का रोग, खांसी–जुकाम, टाइफाइड, पेट के कीड़े आदि)

गर्मी की ऋतु में पाचन–शक्ति कुछ कमजोर हो जाती है। इसलिए गुहिणियों को चाहिए कि वे भोजन में उन पदार्थों को अवश्य शामिल कर लें, जो तृष्णा को शान्त करें तथा सुपाच्य भी हों।

इस दिशा में दही निश्चय ही एक उतम खाद्य–पदार्थ है, जिसके सेवन से पाचन–क्रिया पर अधिक जोर नहीं पड़ेगा और साथ–ही कफ, वायु और पित जैसे रोगों से भी छुटकारा मिल सकेगा। दही में ऐसे गुण हैं, जो कई रोगों में बड़ा लाभ पहुंचाते हैं।

ध्यान रहे कि हमेशा शुद्ध, ताजा और मीठा दही ही उपयोग में लाया जाये। खट्टे दही के सेवन से पेट और गले में जलन पैदा हो सकती है। ऐसा दही उद्दीपक होता है। इसलिए यदि घर में रखा दही खट्टा हो भी जाये तो उसे एक बारीक कपड़े से बांधकर खूंटी पर लटका देना चाहिए। थोड़ी देर में इसका खट्टा पानी निकल जायेगा। शेष मीठा दही रह जाएगा।

किन्तु यदि कढ़ी खानी हो तो उसके लिए खट्टा दही अच्छा है।

दही की छाछ या लस्सी भी उपयोगी होती है। गर्मी के मौसम में यह अधिक उपयोगी होती है इसके नियमित प्रयोग से प्यास कम लगती है और रक्त साफ रहता है।

आमाशय के रोगी के लिए दही एक उतम खाद्य पदार्थ है। इसके प्रयोग से रोग के कीटाणु नष्ट होते हैं और रोगी अपने को स्वस्थ एवं प्रसन्नचित अनुभव करता है।

गाय के दूध से बना दही हैजे के रोग में बड़ा लाभदायक है।

दही में प्याज कसकर, मिलाकर सेवन करने से भी शरीर को लाभ मिलता है साथ ही लू का प्रभाव भी नहीं होता।

टायफाइड रोग से ग्रस्त व्यक्ति को दही बड़ा लाभ पहुंचाता है इससे भूख शान्त होती है और पाचन–शक्ति भी ठीक बनी रहती है।

यह ध्यान रहे कि खांसी, जुकाम और शरीर के जोड़ों में दर्द रहने वाले व्यक्ति को दही का सेवन नहीं करना चाहिए।

बच्चों को अतिसार और उबकाई में दही का तरल (पानी) दिया जाता है तथा अन्य भोजन बन्द कर देते हैं।

दही आमाशय तथा आंत के रोगों में दिया जाता है। यह क्षुधानाश दूर करके पाचक रसों को उत्पन्न करता है। इसके प्रयोग से पाचक रसों की बाजारू औषधियों का विदा कर सकते हैं।

जिगर की पुरानी बीमारियों में मटठे् का प्रयोग हितकर है। यह पुराने शौच को दूर करता है। अमरीका मे बेंब्रास्का विश्वविद्यालय में यह खोज की गई है कि दही और दही जैसे पदार्थों का प्रयोग कैंसर कोशिकाओं की वृद्धि को रोकने में सहायक होता है।

पश्चिम के चिकित्सकों ने आन्त्रिक ज्वर (टायफाइड) के इलाज में मट्ठे का प्रयोग करके रोगी को अधिक स्वस्थ पाया। पहले इस रोग में दूध का प्रयोग किया जाता था, क्योंकि टायफाइड में आंतों में जख्म हो जाते हैं। इसलिए भोजन तरल तथा पौष्टिक होना चाहिए। दूध की अपेक्षा दही जल्दी हजम हो जाता है।

दही जमाते समय उसमें फलों का चूर्ण तथा फलों की लुगदी मीठे के साथ शामिल कर सकते हैं। कुछ लोग चीनी के साथ शहद का प्रयोग भी करते हैं। दही जमाने के लिए चीनी मिला कर दूध आधा घंटे गरम करना चाहिए फिर उसे ठंडा होने दीजिए। उसकी एक बूंद कलाई पर डालिये। जब वह न तो ठंडी लगे और न गर्म तब उसमें सपरेटा दूध का चूर्ण मिला दें, अब जामन लगा दें। जामन लगाने के बाद हिलाएं नहीं। जमने पर अधिक खट्टा न होने देने के लिए फ्रिज में रख दें।

चूना

(पेट में कीड़े, कान–दर्द, कीड़ा काटने पर, आंखें दुखने पर)

चूना एक कीटाणुनाशक औषधि है। चूने में अनेक रोग नष्ट करने की शक्ति है। यहां चूने के कुछ घरेलू उपयोग बतलाए जा रहे हैं।

यदि कान में दर्द हो तो खाने वाले चूने की दो बूंद बहुत पतला पानी डालने से कान का दर्द तुरन्त दूर हो जाएगा। ध्यान रहे कि पानी के साथ चूने का अंश कान में न पहुंचे।

पैर आदि में मोच आने पर यदि वह स्थान फूल जाए अथवा दर्द करे तो चूने को हल्दी में मिलाकर आग पर गर्म करें। हल्का गर्म होने पर मोच आने वाले स्थान पर रखकर पट्टी बांध देने से काफी आराम मिलता है।

यदि पेट में कीड़े पड़ ही गए हों तो खाने वाले चूने का पानी दूध में डालकर पीने से पेट के कीड़े नष्ट हो जाते हैं।

बरसात में अधिकतर घर में काई लग जाती है। यदि काई वाले स्थान पर चूना डाल दें तो काई साफ हो जाती है।

मेहंदी लगाते समय यदि हाथ में चूने की सहायता से बूटा बनाया जाए तो जिस स्थान पर चूना लगा होगा, उस स्थान पर मेंहदी का रंग एकदम नहीं चढ़ेगा।

एक ऐसा जहरीला कीड़ा होता है, जो अक्सर लोगों के चेहरे पर काटता है यह जिस स्थान पर काटता है, उस स्थान का मांस खा जाता है, जिससे चेहरे पर गुलाबी निशान बन जाता है। वह जहां भी काटता है, यह स्थान पहले गुलाबी पड़ता है बाद में भी काला हो जाता है। यदि उस काटे हुए स्थान पर तुरन्त खाने वाला चूना लगा दिया जाए और तब तक न हटाया जाए, जब तक वह स्वयं ही न हट जाए। अपने आप हट जाने पर पुनः उसी रूप में भर जाएगा। यदि आंखें दुखने आ जाएं तो आंखों के पास कनपटी पर खाने वाले चूने को पानी में मिलाकर लगाने से आंखों को आराम मिलता है। ध्यान रहे कि चूना आंखों में न जाने पाये।

तुलसी

(वायु को शुद्ध करने के अतिरिक्त कीटाणु–नाशक एवं विषनाशक, जीर्ण, ज्वर, गठिया, पीलिया एवं खांसी आदि में लाभप्रद)

अधिकांश हिन्दू घरों में स्त्रियां तुलसी के पौधे की पूजा किया करती हैं। तुलसी के विषय मे विशेष बात यह है कि हिन्दू धर्म में ही नहीं, ईसाई धर्म में भी इसे बहुत पवित्र माना गया है। ईसाइयों में इसके पवित्र माने जाने का कारण यह है कि यही वह पौधा है, जो ईसा मसीह की कब्र पर उगा था।

इटली और यूनान के लोगों को भी बहुत पहले से इसके औषधीय गुणों का पता था इसीलिए सन्त बैसिल दिवस पर स्त्रियों द्वारा तुलसी की ही टहनियों को गिर्जाघर में ले जाने और घर लौटने पर उन टहनियों को फर्श पर बिखरा देने की प्रथा रही है, ताकि आने वाला वर्ष शुभ हो। इन टहनियों को कुछ पतियों को खा लेने और कुछ को चूहे तथा कीड़े भगाने के लिए प्रयुक्त करने की प्रथा है।

कहने हैं, जिस घर में तुलसी का पौधा हो, उस घर में रोग नहीं आता। आदिकाल से ही बड़े–बड़े ऋषि, महर्षि, राजा और रंक तुलसी की पूजा करते आये हैं।

यदि हम तुलसी के धार्मिक महत्व से हटकर विचार करें तो हमें मालूम होगा कि तुलसी के पौधे में स्वास्थ्य का रहस्य छिपा है। स्वास्थ्य सौन्दर्य और गृहविज्ञान के लिए तुलसी शब्द बहुत महत्व रखता है। तुलसी के पते में रोग

और जन्तु नाशक तेल होता है। यही कारण है कि तुलसी के पौधे के आसपास एक किलोमीटर तक की भूमि गंगाजल के समान पवित्र रहती है।

तुलसी का पौधा वायु को शुद्ध करता है और वातावरण सुगन्धित रखता है। तुलसी के पौधे में औषधिय गुण बहुतम हैं इसका प्रयोग अनेक रूपों में किया जा सकता है।

बहुत पहले से ही भारतीय लोग इसके औषधीय महत्व को जानत रहे हैं। यह वातावरण की वायु को शुद्ध रखती है और मच्छर, कीट–पतंगों आदि को दूर भगाती है। इसकी तीव्र सुगंध अनेक रोगों के कीटाणुओं को नष्ट कर देती है। खांसी, जुकाम, गले की बीमारियों, मलेरिया आदि में उबले पानी या चाय के साथ इसका सेवन लाभकारी होता है।

भारत में तुलसी की पती और मंजरी को औषधि रूप में प्रयुक्त किया जाता है। छोटे बच्चों या शिशुओं को हिचकी लगते समय इसकी पती की बिन्दी बच्चे के मस्तक पर लगा देते हैं। गन्दे स्थानों या कीटाणुओं वाली जगहों से लौटने के बाद लोग तुलसी की पती मुहं में रख चबा लिया करते हैं। चरणामृत के द्रव्यों में तुलसी की पती एक प्रमुख अंश है। घरों में पूजा के जलपात्र में पानी के साथ तुलसी दल भी देवताओं को चढ़ाया जाता है।

हिन्दू लोगों द्वारा अभी जनेऊ, चूड़ी आदि टूटने पर पवित्र जगह यानी तुलसी के पास रख दी जाती है। मरते समय आदमी के मुख में तुलसी की पती रखे बिना संस्कार पूरा नहीं होता। यह विधि वैज्ञानिक इसलिए भी है कि मरते आदमी की सांस के कीटाणु तुलसी के रस से नष्ट हो जायें। कहा जाता है कि तब तक प्राणपखेरू शान्ति से नहीं निकलते, जब तक कि तुलसीदल मुंह में न रखा जाये।

हिन्दू, ईसाई या यूनानी लोगों के तुलसी पर औषधीय विश्वास को वैज्ञानिकों ने भी सच सिद्ध कर दिया है। इसकी 'ऐरोमैटिक ओडर' या सुगन्ध सचमुच रोगाणुनाशक तथा संक्रमणहारी होती है।

तुलसी हृदय के लिए हितकर, दाह, पित, रक्त–विकार, पसलियों की पीड़ा और कफ आदि को नष्ट करती है। यहां इसके औषधीय प्रभावों पर प्रकाश डाला जाता है।

विष नाशक–तुलसी की ताजी हरी पतियों एवं मंजरियों के रस से बिच्छू, ततैया, बर्र, मक्खी, खटमल, पिस्सू आदि जहरीले जन्तुओं के काट लेने पर मलने से उनका जहर जाता है।

जीर्ण ज्वर–तुलसी के पतों का रस, गिलोय का रस, नीम का कोंपलों का रस 6-6 माशे, पीपल का चूर्ण 2 माशे इनको शहद के साथ मिलाकर खाने से जीर्ण ज्वर से मुक्ति मिल जाती है।

पीलिया–तुलसी के पते तीन माशे, पुनर्नवा की जड़ें तीन माशे, दोनों को

50 ग्राम पानी में पीसकर पीते रहने से पीलिया रोग शान्त हो जाता है।

गठिया-तुलसी का पंचांग (जड़, पते, डठंल, फूल और बीज) समान मात्रा में पीसकर 6 माशे ले लें। उतना ही पुराना गुड़ मिलाकर बकरी के दूध के साथ दोनों समय सेवन से गठिया नष्ट हो जाता है।

गर्मी के कारण होने वाले सिर–दर्द में तुलसी के पतों का रस और थोड़ा–सा कपूर पत्थर पर चंदन के साथ घिसें। इस लेप को मस्तक पर लगाने से दर्द दूर हो जाता है।

वर्षा एवं गर्मी में शरीर पर फुंसियां निकल आती हैं इनसे मुक्ति पाने के लिए तुलसी की जड़ को चन्दन की तरह घिस–घिसकर लेप करते रहना चाहिए जिससे ये तुरन्त मिट जाती है।

तुलसी के पतों का रस शहद, अदरक का रस और प्याज का रस, समान मात्रा में लेकर चटाने से सूखा तथा आंतों में जमा कफ ढीला होकर निकल जाता है।

नकसीर फूटने पर तुलसी की ताजी मंजरियां पास रखना चाहिए और बार–बार सूंघना चाहिए।

तुलसी के रस के साथ जीरा मिलाकर गौ–दुग्ध के साथ सेवन करना प्रदर के लिए लाभदायक होता है।

तुलसी के पंचांग को आधा पानी जलाकर काढ़ा बना लेना चाहिए। जब यह गुनगुना रहे, तब कुल्ला करने सें दांतों के कीड़े मर जाया करते हैं और मसूड़ों का दर्द बन्द हो जाता है। तुलसी के ताजे पतों को पीसकर उसकी टिकिया फोड़ों पर बांधने से फोड़े या तो बैठ जाते हैं या फिर पककर फूट जाते हैं।

तुलसी और अदरक की चाय पीने से सर्दी, जुकाम तथा शरीर का दर्द दूर हो जाता है।

तुलसी के रस में शहद मिलाकर चाटने से गले की खराबी, सूखी खांसी और कफ वाली खांसी दूर हो जाती है।

प्रातःकाल तुलसी की दो–चार पत्ती प्रतिदिन चबाने से रक्तसंचालन सही रहता है।

तुलसी के पतों तथा नींबू का रस मिलाकर चेहरे पर मलने से दाग–धब्बे और झाइयां दूर हो जाती हैं।

जिसे रात को बिल्कुल न दिखता हो, उसे तुलसी का रस दिन में कई बार आंखों में डालना चाहिए।

तुलसी के पती का रस निचोड़कर कान में डालने कान का दर्द ठीक हो जाता है।

तुलसी का उपयोग इत्र, सुगन्धित तेल, साबुन और क्रीमें आदि सौन्दर्य–प्रसाधनों में किया जा सकता है। इसके अनुसंधान हो रहे हैं।

इसबगोल

(मलावरोध, बवासीर, आंतों में जख्म, पेचिश, कब्ज, पेशाब में जलन)

इसबगोल में अधिकांश रोगों को दूर करने की शक्ति होती है भारत में यह पंजाब में अधिक उत्पन्न होता है। यह मटियाले रंग का तिल के बीज के समान होता है।

अधिकांश रोगों का कारण कोष्टबद्धता माना गया है यदि मल खुलकर आए तो उसमें किसी प्रकार का विकार नहीं होता।

मल को ठीक प्रकार लाने की शक्ति इसबगोल में होती है। वैसे तो अन्य पदार्थ भी प्रयोग में लाए जाते हैं, पर नियमित प्रयोग से अन्य पदार्थ शरीर में अन्य प्रकार के विकार उत्पन्न कर देते हैं। इसबगोल आंतों के मार्ग को चिकना बनाता है तथा आंतों में घुलकर मल को बाहर निकालने में सहायता देता है।

इसबगोल की 3 माशा से लेकर 2 तोला तक मात्रा ली जाती है, प्रयोग से पूर्व इसे साफ कर लेना चाहिए।

मलावरोध की स्थिति में इसबगोल को रात में दूध के साथ सेवन करें तो सुबह मल खुलकर आएगा।

बवासीन रोग कोष्टबद्धता के कारण होता है। अधिक जोर लगाकर मल विर्सजन करने से यह रोग बढ़ जाता है। इसबगोल के चूर्ण को दूध के साथ लेने से कोष्ठ साफ हो जाते हैं और धीरे–धीरे बवासीर नष्ट हो जाती है।

आंतों के जख्मों में भी इसबगोल बहुत लाभदायक है। क्योंकि अन्य रेचक औषधियां इसके लिए नुकसानदायक होती हैं। ज्यादा मात्रा में देने से यह रेचक का कार्य करता है और कम मात्रा में देने से मलावरोध का कार्य करता है। पेचिश और आंत–दस्त में इसबगोल रामबाण औषधि का कार्य करता है। दस्त की हालत में इसबगोल की भूसी दही के साथ सेवन करें।

पेट की वायु को भी इसबगोल नष्ट करता है। इसमें इसबगोल की मात्रा ज्यादा नहीं लेनी चाहिए।

पेशाब करते समय यदि जलन होती है तो इसबगोल की भूसी का प्रयोग करने से जलन दूर हो जाती है।

कब्ज की पुरानी बीमारी में इसबगोल की भूसी सुबह–शाम दोनों समय लें साथ ही इसके बीज भी गर्म जल के साथ लें तो पुराना कब्ज दूर हो जाता है।

तारपीन

(कटे पर, पेट फूलना, कील–मुंहासे, बिच्छू–बर्र काटने पर)

तारपीन का उपयोग अनेक रूपों में किया जाता है। यहां उसके कुछ प्रयोग दिये जा रहे हैं।

यदि किसी स्थान पर चोट लग गई हो तो उस स्थान पर रुई पर तारपीन लगाने से आराम आ जाता है। दर्द कम हो जाता है।

सब्जी काटते समय यदि हाथ कट जाये तो उस स्थान पर तारपीन के तेल की पट्टी बांध देने से आराम आ जाता है।

यदि पेट फूल जाये तो थोड़ा तारपीन हाथों पर लेकर पेट पर धीरे–धीरे मालिश करें इससे जल्दी आराम आ जाएगा।

यदि मच्छरों को भगाना हो तो अपने कमरे में व बिस्तर पर तारपीन छिड़क दीजिए मच्छर भाग जाएंगे।

स्टोव पर यदि घी या तेल की चिकनाहट के निशान पड़ गयें हों, तो उन्हें छुड़ाने के लिए एक मोटे कपड़े के टुकड़े को तारपीन में भिगोकर स्टोव साफ करने से निशान हट जाएंगे।

यदि चूहे परेशान करते हों तो उन्हें भगाने के लिए तारपीन में एक कार्क भिगो कर चूहों के बिल में रख दीजिए।

यदि मुंह पर झाइयां पड़ गई हों तो नहाने से कुछ देर पहले मुंह पर तारपीन मल लीजिए (आंखों को बचाकर) फिर थोड़े से गरम पानी से मुंह धोकर फिर नहाइए।

बर्र या बिच्छू आदि के डंक मारने पर उस स्थान पर तारपीन लगा देने से आराम आ जाता है।

यदि किसी दुर्घटनावश हाथ–पैर जल–जाएं तो तारपीन में रुई भिगोकर तुरन्त लगा दीजिए जलन कम हो जाएगी।

अनेक बार बर्षा ऋतु में फुंसियां निकल आती हैं। उनके ऊपर कुछ मिनट तक तारपीन लगाये रखिए। फिर साफ पानी में रुई भिगोकर उन्हें धीरे–धीरे पोंछ दीजिए फुंसियां ठीक हो जाएंगी।

❑❑❑

कुछ उपयोगी योग-मुद्राएं

हम आपको यह तो बता ही चुके हैं कि किस बीमारी के लिए कौन–कौन से योगासन लाभदायक होते हैं। यहां हम बीमारियों से सम्बन्धित योगासनों की मुद्राएं अर्थात् उन्हें करने का तरीका बताएंगे।

परन्तु इसका मतलब यह नहीं है कि इन आसनों का उपयोग बीमारी में ही किया जाए। स्वस्थ व्यक्ति (स्त्री–पुरुष) भी इन आसनों से लाभ उठा सकते हैं। वे इन्हें नियमित करके उन बीमारियों से भविष्य में बचे रहकर स्वस्थ रह सकते हैं।

तो आइए, आसनों को करने का तरीका और उनके लाभों से आपको परिचित कराएं।

योगासन

यह आसन श्वास सम्बन्धी सभी विकारों के लिए बहुत उपयोगी है। इसे करने से पाचनशक्ति बढ़ती है। कब्ज और गैस के विकार दूर हो जाते हैं क्रोधी स्वभाव वाले लोगों के लिए एक वरदान स्वरुप आसन है।

इसे लगाने के लिए सबसे पहले पद्मासन की मुद्रा में बैठकर पहले बायें पैर को घुटने से मोड़कर दायीं जंघा मूल पर इस प्रकार रखें कि पैर की एड़ी नाभि के पास स्पर्श हो। इसके बाद दायें पैर की एड़ी को बायीं जांघ पर इस प्रकार रखें कि दोनो एड़ियां आपस में स्पर्श करें। अब दोनो हाथों को कमर के पीछे ले जाकर क्रास स्थिति में लाकर दायें हाथ से बायें पैर का अंगूठा और बायें हाथ से दांयें पैर का अंगूठा पकड़ लें फिर आगे झुकते हुए सिर को जमीन से लगा दें, यही योगासन की मुद्रा है।

कोणासन

कोणासन से कफ, पसलियों का दर्द तथा फेफड़ों की तकलीफ दूर होती है। शरीर में हल्कापन तथा चुस्ती–फुर्ती का संचार होता है। कमर का दर्द भी इस आसन से ठीक हो जाता है। लम्बाई बढ़ाने में भी यह आसन सहयोग देता है। शरीर का बेडौलपन इससे ठीक होता है।

जमीन पर खड़े होकर दोनों पैरों को दो–ढाई फुट दायें–बायें चौड़ा कर लें। उसके बाद बाएं तरफ धीरे–धीरे झुकते जायें और बायें हाथ को लम्ब

रूप में नीचे की तरफ कर हथेली से अपने बायें घुटने को स्पर्श करें। दायां हाथ सिर के ऊपर से ले जाकर जमीन के समानांतर ऊपर फैलाकर रखिए। इस प्रकार शरीर की स्थिति का आकार कोण की तरह हो जाएगा यही कोणासन है।

सुप्त वज्रासन

सुप्त वज्रासन से गले, सिर, पैर, छाती, कमर व श्वास रोगों में बड़ा फायदा है। बढ़े हुए पेट और भारी नितम्बों को कम करने में भी यह आसन बहुत सहायता देता है।

जमीन पर बैठकर दोनो पैरों को घुटनों से मोड़कर पीछे नितम्बों के नीचे मोड़ लें। इस तरह पैरों के तलवों पर नितम्ब धीरे-धीरे पीठ की ओर झुकते चले जायें। जब सिर का पिछला हिस्सा जमीन से लग जाए तो सिर को भीतर की ओर इस प्रकार ज्यादा से ज्यादा मोड़ें कि गर्दन का आकार कमान की तरह हो जाये। सिर को इस प्रकार मोड़ने से जमीन पर सिर के पीछे के भाग के बजाये तालू के पास का भाग जमीन पर लगेगा। दोनों हाथों को तानकर जाघों पर रख लीजिए। अब सांस खींचते हुए छाती आकाश की ओर उठाइए पर सिर जमीन पर ही टिका रहे। फिर सांस छोड़ते हुए छाती को सामान्य स्थिति में लाते हुए वापस आ जाइए।

उष्ट्रासन

उष्ट्रासन से पेट की अतिरिक्त चर्बी दूर हो जाती है। कब्ज, फेफड़ों सम्बन्धी रोग, इस आसन से दूर होते हैं। भूख न लगने पर भी यह आसन लाभदायक है।

इसे लगाने के लिए घुटनों के बल बैठकर पैर पीछे मोड़ लीजिए। अब घुटने जमीन पर ही टिके रहने दें और खड़े होने की स्थिति में हो जायें। अर्थात् घुटनों के बल खड़े हो जायें। इसके बाद दोनो हाथों को नीचे लाकर पीछे ले जाते हुए पीछे फैले पैरों की एड़ियों को हाथों से पकड़ लें। जहां तक बन सके छाती को आगे की ओर तानते हुए पीठ को कमान की तरह मोड़ें, मुंह आकश की ओर रहेगा।

भुजंगासन

इस आसन को करने से गर्दन, कमर, रीढ़ की हड्डी, पीठ आदि का दर्द दूर होता है। फेफड़े मजबूत होते हैं, पेट के समस्त रोग, कब्ज, बदहजमी, गैस बनना आदि रोगों में विशेष लाभ पहुंचता है। यह आसन बढ़े हुए पेट तथा बेडौल कमर को ठीक अनुपात में लाकर आकर्षक और सुदृढ़ बनाता है। हर्निया के रोगी को यह आसन कदापि नहीं करना चाहिए।

इसे करने के लिए पहले पेट के बल लेट जायें फिर हथेलियां कंधों के

पास रखकर हाथों के बल शरीर का कमर ऊपरी भाग ऊपर की ओर उठायें। फिर हथेलियों को धीरे–धीरे पीछे की ओर खिसकाते हुए कमर के पास तक ले जायें। छाती को आगे की ओर ले जाते हुए ऐसी स्थिति में हो जायें कि पीठ कमान की तरह मुड़ जाये। गर्दन तानते हुए मुंह को जहां तक बन सके, आकाश की ओर करें, यही भुजंगासन है।

सर्वांगासन

इस आसन से आंतों के विकार दूर होते हैं। कोष्ठबद्धता तथा कंठ के रोग दूर होते हैं। यकृत, प्लीहा पक्वाशय के विकार भी दूर होते हैं। मिर्गी तथा गठिया रोग के लिए यह आसन बहुत ही लाभदायक है। इससे वीर्यपतन का विकार भी दूर होता है। तथा आंखों की रोशनी बढ़ती है।

इसे करने के लिए पहले जमीन पर चित्त लेट जायें और हाथों को भी सीधा फैला लें। अब दोनों पैरों को एक साथ ऊपर सीधा उठाते हुए आकाश की ओर ले जाएं। फिर दोनों हाथों को कोहनी से मोड़कर नितम्बों के नीचे सहारा देने के लिए लगा लें। अब पैरों को आकाश की ओर तानते हुए और ऊपर की ओर करें, इतना कि नितम्ब भी पैरों के साथ उठ जाए और जमीन पर केवल कंधों के पीछे का भाग लगा रहे। शरीर की स्थिति ऐसी करें कि कंधों से पैरों तक वह आकाश की ओर सीधा लम्ब रुप में हो जाये।

पर्वतासन

पर्वतासन के करने से फेफड़ों के विकार दूर होते हैं और ह्रदय मजबूत बनता है। रक्त के दोष दूर होकर कमर की चर्बी घटती है। दमें की बीमारी में विशेषकर लाभ होता है। बाहें और हाथों की अंगुलियों को सुदृढ़ता और मजबूती प्राप्त होती है।

इस आसन को करने के लिए पहले जमीन पर बैठ जाइए और पद्मासन की मुद्रा बनाइए, इसके बाद शरीर में श्वास भरकर दोनों हाथों की हथेलियों और अगुंलियाँ फैलाकर हाथों को सिर के ऊपर तान लें। सांस को रोके हुए हाथों को जितना हो सके, आकाश की ओर तानें। फिर धीरे–धीरे सांस छोड़ते हुए हाथों को नीचे लाएं और पद्मासन की मुद्रा की तरह हाथों को घुटनों पर रख लें यही पर्वतासन की विधि है।

पद्मासन

पद्मासन से दांतों, नस–नाड़ियों तथा श्वास और पेट के विकार दूर होते हैं। नस–नाड़ियों का रक्त शुद्ध होता है, अजीर्ण और कोष्ठबद्धता दूर होती है। ह्रदय रोग, चर्म रोग, आमवात, उदरवात आदि में बहुत लाभकारी है। मानसिक असंतुलन, अनिद्रा और आलस्य में यह आसन बहुत ही लाभ पहुंचाता है।

पद्मासन के लिए पहले जमीन पर बैठ जायें। अब दायां पैर बांयी जंघा पर और बायां पैर दायीं जांघ पर अच्छी तरह रख लें। हाथों को फैलाकर घुटनों पर रखें। सिर, पीठ, छाती, हाथ सभी को ताने रहकर सीधे बैंठें। कभी दायां पैर ऊपर कभी बायां पैर ऊपर रखकर बैठक बदलें ताकि दोनों पैरों की एक–सी वर्जिश हो सकें। इस आसन में बहुत देर तक बैठकर नित्त ईश्वर के ध्यान में केन्द्रित रखें। इससे विशेष शांति और आत्मिक संतुष्टि प्राप्त होती है।

चक्रासन

चक्रासन एक बहुत ही उपयोगी आसन है। इससे रीढ़ और पीठ के विकार दूर होते हैं। कमर दर्द तथा झुकी कमर में लाभ पहुंचता है। रीढ़ की हड्डी मंजबूत और लचकदार बनती है। पेट और पीठ की नस–नाड़ियां सुदृढ़ और अधिक कार्य क्षमता प्राप्त करती हैं। आमाशय, प्लीहा आदि में लाभदायक है, इससे कद बढ़ता है।

चक्रासन करने के लिए पहले जमीन पर लेट जायें। उसके बाद पैरों को मोड़कर खड़ा कर लें। इसी तरह हाथों को सिर के ऊपर से ले जाते हुए कुहनियों से मोड़कर हथेलियों को जमीन से लगा दें। अब हाथों और पैरों पर भार डालते हुए नितम्ब और छाती को ऊपर उठाते हुए हाथों और पैरों को निकट लाते हुए जितनी ऊंचाई तक उठ सकें, इस प्रकार शरीर का आकार चक्राकार स्थिति में हो जाएगा।

दूसरी विधि थोड़ी कठिन है। इस विधि से वही लोग आसन कर सकते हैं जो कमर से अपने शरीर को खड़े होकर पीठ की ओर ज्यादा से ज्यादा मोड़ सकने में समर्थ हों।

इस विधि से आसन करने के लिए पहले खड़े हो जायें। पैरों को थोड़ा चौड़ा कर लें। अब हाथों को सिर के ऊपर ऊंचा कर धीरे–धीरे कमर से शरीर को पीठ की ओर झुकाते ले जायें। और अन्त में दोनों हाथ जमीन पर टेक लें। इस प्रकार शरीर की आकृति चक्राकार रुप में हो जाएगी।

धनुरासन

धनुरासन से पेट की आंतों के विकार दूर होकर आंते सुदृढ़ और कार्यशील बनती हैं। पेट की चर्बी छंट जाती है। यह आसन शरीर की लम्बाई बढ़ाने में भी बहुत लाभप्रद है। छाती और पेट का आकार सुदृढ़ बनता है। और उनके विकार दूर हो जाते हैं। कमर पतली और लचकदार बनती है। नितम्बों का आकार सुदृढ़ होकर अतिरिक्त चर्बी छंटती है।

इसे करने के लिए जमीन पर छाती के बल लेट जाएं। फिर हाथों को पीछे करें और पैरों को घुटनों से मोड़कर आगे की तरफ लाते हुए हाथों से

पैरों के पंजें पकड़ लें। अब हाथों से पैरों को खींचते हुए छाती को जमीन से ऊपर उठाएं तथा सिर भी ऊपर उठाकर तानें। इस प्रकार पैरों और छाती को उठाकर जितना तान सकें, तानें। इस तरह शरीर की स्थिति धनुष की तरह हो जाएगी।

उत्तानपादासन

उत्तानपादासन से पेट के विकार और बढ़ा हुआ आकार ठीक होता है। पेट की आंतें सुदृढ़ हो पाचनशक्ति बढ़ती हैं। मासिक धर्म–सम्बन्धी विकार दूर हो जाते हैं। यदि नाभि जगह से हट गई हो तो वह अपने सही स्थान पर आ जाती है।

इसे करने के लिए जमीन पर चित्त लेट जाएं। हाथों को सीधा कर हथेलियों को जांघों के पास चिपका लें। अब पैरों को भी आपस में मिलाकर चिपका लें और दोनों पैर साथ–साथ ऊपर की ओर उठायें। ध्यान रहे नितम्ब जमीन से न उठने पाएं। केवल जांघों तक पैर के भाग ही उठें। अब थोड़ी ऊंचाई पर आकर पैरों को उसी स्थिति में स्थिर करके कुछ देर रहिए फिर धीरे–धीरे पैरों को नीचे लाते–लाते जमीन पर टिका दीजिए।

पवन मुक्तासन

पवन मुक्तासन से पेट की गैस बाहर निकल जाती है और पेट के स्नायुओं को बल मिलता है। पेट के सभी विकारों के लिए पवनमुक्तासन बहुत लाभकारी है। इससे कमर का आकार ठीक होता है। गठिया, मासिक धर्म के विकारों के लिए यह आसन उम्दा है।

पवन मुक्तासन मुद्रा के लिए पहले जमीन पर सीधे चित्त लेट जाएं। फिर एक पैर को घुटने से मोड़कर घुटने को पेट तक लाएं और दोनों हाथों से पकड़कर पेट की ओर जितना दबा सकते हों, दबाएं। इसी प्रकार दूसरा पैर लाएं। दोनों पैर एक साथ न लाएं। पहले को पूर्व स्थिति में कर दूसरे को पेट तक लाएं। दोनों पैर एक साथ पेट पर लाने का भी विधान है, पर एक–एक पैर की क्रिया करने से ज्यादा लाभ मिलता है।

सिद्धासन

सिद्धासन से अतिसार, श्वास, बहुमूत्र, स्वप्नदोष, प्रमेह आदि रोगों में लाभ मिलता है। इससे पाचन यंत्रों को शक्ति मिलती है वे अधिक कार्यशील हो जाते हैं। मन की एकाग्रता बढ़ती है। इससे वीर्यक्षति में भी लाभ मिलता है।

इसे करने के लिए जमीन पर बैठ जाएं। फिर घुटने मोड़कर एक पैर की एड़ी गुदा के पास लगाएं और दूसरे पैर की एड़ी–मूत्रद्वार या शिश्न पर लगायें। इस प्रकार पैर के पंजें जांघों पर आ रहेंगे। अब दोनों हाथों को

घुटनों पर रखें। दृष्टि स्थिर करें तथा पद्मासन और सिद्धासन में इतना ही अन्तर है कि सिद्धासन में एड़ियों को गुदास्थान और मूत्र स्थानों पर लगाया जाता है।

हलासन

हलासन करने से आंतों को विशेष लाभ प्राप्त होता है। पेट की वायु को बाहर निकाल कर पेट के अन्य विकारों तथा चर्बी को घटाता है। कद बढ़ाने के लिए भी यह आसन लाभप्रद है। कमर दर्द, पेट दर्द आदि में यह आसन बहुत लाभ पहुंचाता है। अर्जीण और कब्जियत दूर होते हैं। यकृत इस आसन से अच्छा बनता है, छाती का विकास होता है। श्वास क्रिया तेज होने से आक्सीजन होकर खून शुद्ध बनता है।

इसे करने के लिए सर्वांगासन की मुद्रा बनाएं। यानी जमीन पर लेटकर दोनो पैरों को एक साथ ऊपर तानें तथा कमर पर दोनों हाथों को सहारे के लिए लगायें। अब यही ऊपर लम्बवत उठे पैरों की और अधिक झुकाते हुए सिर की तरफ ले जाकर सिर के ऊपर से निकालकर पैरों की अंगुलियां जमीन पर लगा दें। यह आसन थोड़े अभ्यास से ही ठीक तरह से आएगा।

इस प्रकार इन कुछ महत्वपूर्ण आसनों को नियमित करने से आप विभिन्न रोगों को दूर भी कर सकेंगे, साथ ही इन रोगों से आप बचे रहकर शारीरिक स्वास्थ्य और नीरोगता भी बनाये रख सकेंगे।

□□□

प्राणायाम का महत्व

योग का एक महत्वपूर्ण अंग है प्राणायाम। प्राणायाम से दिल, दिमाग, फेफड़े, पेट तथा रक्त संचार ठीक होता है। हमारा जीवन श्वास–क्रिया पर ही निर्भर है इसलिए श्वास–क्रिया व्यवस्थित और नियंत्रित रहे, इसके लिए प्राणायाम निहायत जरुरी है। प्राणायाम के द्वारा शरीर के उन भागों तक प्राणवायु आक्सीजन जाती है जहां तक औषधियां नहीं पहुंच पातीं।

व्यायाम और योग द्वारा शरीर के विजातीय तत्वों की सफाई होती है परन्तु प्राणायाम शरीर की सूक्ष्म व्याधियों तक पहुंचकर उन्हें निकाल फेंकता है।

प्राणायाम से फेफड़े स्वस्थ और पुष्ट होते हैं। उनकी कार्यक्षमता बढ़ती

है। क्षयरोग तथा दमा दूर हो जाते हैं। आयु लम्बी होती है। रक्त संचार ठीक होता है। रक्तचाप जैसे रोग काबू में आ जाते हैं।

विधि–प्राणायाम की पांच विधियां हैं, यहां हम पांचों विधियों का संक्षिप्त उल्लेख कर सरल और महत्वपूर्ण तथा सुगम विधियों को ही करने की सलाह देगें।

प्राणायाम की किसी भी विधि का उपयोग करने से पहले खड़े होकर पंद्रह–बीस बार गहरी सांस भरें और निकालें। इसक बाद शरीर को थोड़ा आगे झुकाकर सांस बाहर निकालकर पेट को पंद्रह–बीस बार फुलाइए–पिचकाइए।

प्रारम्भिक तैयारी के बाद नासिका, मुख और मुख–नासिका का प्राणायाम करते हैं। अर्थात् नाक से सांस भरकर मुख से छोड़ते हैं और फिर मुख से सांस लेकर नाक से छोड़ते हैं इसमें हाथों को कमर पर रख कर सांस भरते हैं, थोड़ी देर शरीर में रोकते हैं फिर बाहर निकालते हैं।

प्राणायाम की तीसरी विधि में शरीर में सांस भरकर दोनो हाथों को दायें–बायें फैलाकर ऊपर नीचे दस पंद्रह बार करें फिर सांस छोड़ते हुए हाथों को नीचे ले आते हैं। इसे पक्षी–प्राणायाम कहते हैं।

चौथी विधि में सांस शरीर में भरकर हाथों को कमर पर रखिए फिर गुदा, मूत्रेन्द्रियां तथा पेट को सिकोड़कर सांस बाहर निकालिए और फिर सांस भरकर पीछे की ओर हल्का–सा झटका देते हैं इससे छाती की कोशिकाएं प्रभावित होती हैं।

प्राणायाम की अंतिम विधि में आंखें बन्द कर सांस लेते हुए उदर को बार–बार फुलाते और पिचकाते हैं। यह विधि उदर रोगों के लिए बहुत ही उपयोगी है।

परन्तु प्राणायाम की विधियों को पहले किसी योग्य प्रशिक्षक या जानकार से सीख लें, तब बाद में प्रयोग करें। सरल प्राणायाम को भी समझकर करने में कोई हानि नहीं।

प्रतिदिन प्राणायाम की एक सरल विधि यह है कि पहले नाक के एक छिद्र को अंगूठे से बंदकर खुले छिद्र से सांस लें–फिर बंद छिद्र को खोलकर उससे सांस निकालें और पहला छिद्र बंद कर लें इसी प्रकार एक छेद से सांस लें और दूसरे से छोड़ें।

यही क्रिया बार–बार दायें–बायें नाक के छेदों से करें।

दूसरा सरल तरीका यह है कि सांस अंदर भरकर दोनों छिद्रों को

अंगुलियों से बन्द करें। मुहं भी बन्द रखें। अब सांस बाहर निकालने के लिए धीरे–धीरे जोर लगायें, परन्तु सांस को बाहर न निकलने दें। इस तरह सांस शरीर के अन्दर रहकर आंतों, हृदय, नस–नाड़ियों को प्रभावित कर लाभ पहुंचाएगा।

जलनेति

जलनेति बहुत ही लाभदायक क्रिया है। यह सर्दी–जुकाम को दूर करती है तथा जमा बलगम आदि को दूर करती है।

इसमें गुनगुने पानी में थोड़ा–सा नमक डालकर एक चौड़े बर्तन में लें। फिर एक नाक के छिद्र को बंद कर दूसरे छेद से वह पानी नाक से अन्दर की ओर खींचें और मुंह द्वारा वह पानी बाहर निकालते रहें इसी प्रकार दूसरे छिद्र से भी यह क्रिया करें। इस प्रकार नाक का मार्ग स्वच्छ और विकार रहित हो जाएगा। शुरुआत में नाक से पानी खींचकर मुंह से निकालते समय असुविधा और खुजली–सी हो सकती है। परन्तु दो–चार बार करने से आदत पड़ जाने पर कोई परेशानी नहीं होती।

प्राणायाम की क्रियाओं का संक्षिप्त वर्णन और विधियों की जानकारी तो आपने पा ली। परन्तु जिस प्राणायाम विधि को आप ढंग से समझकर सरलता से कर सकें, उसे ही करें।

❑❑❑

थकान से बचिए विश्राम करिए

प्राकृतिक और सुव्यवस्थित जीवन थकावट से बचने का सर्वाधिक सरल उपचार है।

प्रायः यह देखा गया है कि जब मनुष्य थकता है तो वह तुरन्त पोषक तत्व विटामिंस, खनिज लवण और टॉनिक की गोलियों या पेय पदार्थों की ओर झुकता है। परन्तु इस प्रकार की विधियों से थकावट मिटती नहीं, दब जाती है। ज्योंही इन पोषक तत्वों को बंद किया जाता है, थकावट पहले से अधिक विकृत अवस्था में उभरकर सामने आ जाती है। अतः शारीरिक और मानसिक थकावट को प्राकृतिक ढंग से यदि दूर किया जाये तो वे जड़ से दूर होती हैं दबती नहीं।

शारीरिक थकावट

ऊपर हम बता चुके हैं कि थकावट दो प्रकार की होती है—(1) शारीरिक (2) मानसिक।

मानव शरीर की रचना ऐसी है कि यदि उसके विभिन्न अवयवों से आवश्यकता एवं उसकी शक्ति से अधिक कार्य लिया जाये तो वे कुछ समय पश्चात विद्रोह कर बैठते हैं और परिणामतः शारीरिक थकावट बढ़ती जाती है। आवश्यकता एवं सामर्थ्य से अधिक कार्य करने के कारण शरीर के अवयवों के शिथिल हो जाने को हम शारीरिक थकावट कहते हैं।

मानसिक थकावट

मानसिक थकावट के अनेक कारण होते हैं—(1) यदि किसी व्यक्ति को कोई ऐसा कार्य दे दिया जाये, जिसमें उसे रुचि न हो—या वह काम उसकी कार्यक्षमता से अधिक हो तो वह व्यक्ति मानसिक थकावट महसूस करेगा।

(2) किसी लम्बी बीमारी या टायफाइड, मलेरिया, फ्लू जैसी बीमारी द्वारा ज्ञान—तंतुओं एवं नसों के कार्य में रुकावट पैदा कर देने से जब रोगी कोई बौद्धिक श्रम करता है तो उसे बहुत शीघ्र मानसिक थकावट हो जाती है।

(3) वृद्धावस्था के कारण भी मानसिक थकावट होती है क्योंकि इस अवस्था में अंतः रसों का प्रस्रवण बंद—सा होने लगता है। परिणामतः शरीर की अग्नि अन्य तंतुओं एवं पौष्टिक तत्वों को जलाना आरम्भ कर देती है।

मानसिक थकावट का वैसे वास्तविक कारण है अव्यवस्थित जीवन। अनावश्यक दौड़—धूप और चिंतन से इसका जन्म होता है। उदाहरण के लिए कई व्यक्तियों की यह आदत होती है कि वे कामों को एक—एक कर निपटाने की बजाय एक साथ कई कामों में हाथ डाल देते हैं। इस प्रकार उनका ध्यान एक जगह केन्द्रित नहीं रह पाता और वे मानसिक थकावट से ग्रस्त हो जाते हैं।

थकावट के अन्य मुख्य कारण हैं—कब्ज, गर्म और उत्तेजक पदार्थों का सेवन, सिर में रक्त की अधिकता, रक्त की अल्पता, अत्यधिक चिंतन, कामवासना में लिप्त रहना, स्वप्नदोष, अनियमित रक्तस्त्राव, हस्तमैथुन, पौष्टिक आहार की कमी, असंतुलित भोजन, क्रोध, भय, चिंता, घृणा, ईर्ष्या—द्वेष तथा चिड़चिड़ेपन की अधिकता मानसिक थकावट के अन्य प्रमुख कारण हैं।

थकावट दूर करने के उपाय

यदि आप रोज थके–थके से रहते हैं तो सबसे पहले अपनी रोज की कार्यप्रणाली पर ध्यान देकर उसमें उचित परिवर्तन लायें। अपनी कार्यक्षमता से अधिक कार्य न करें।

प्रत्येक कार्य को एक–एक कर निपटाइए। जब थकावट या ऊब महसूस करें तो काम बंद कर दीजिए।

अपने आहार पर विशेष ध्यान दें। पौष्टिक तत्वों, खनिज लवणों से भरपूर संतुलित और सात्विक भोजन की आदत डालें।

आवश्यकता से अधिक भोजन करने से लाभ के बजाय हानि ही होती है, क्योंकि पाचन–तंत्र उन्हें पचाने में असमर्थ रहते हैं और वह पचा–अधपचा आंतों में इधर–उधर जमा होकर विकार उत्पन्न करता है।

सप्ताह में एक बार उपवास अवश्य करें। किसी खुले, हवादार स्थान पर जाकर गहरी–गहरी सांसें लेकर छोड़ें। इससे आपको एकदम आराम महसूस होगा। वैसे भी स्वास्थ्य और शारीरिक सौन्दर्य के लिए शुद्ध वायु सेवन बहुत जरूरी है।

जम्हाई या उबासी आने को लोग बहुधा आलस्य और थकावट का चिन्ह मानते हैं परन्तु वास्तव में जम्हाई तब आती है जब फेफड़ों को सुचारू रूप से कार्य करने के लिए अतिरिक्त आक्सीजन की आवश्यकता पड़ती है।

कब्ज से बचिए तथा अपने आपको चिंताओं से मुक्त रखने का प्रयास कीजिए।

प्रतिदिन व्यायाम कीजिए और शुद्ध हवादार स्थान पर घूमने जाइए।

प्रतिदिन ठंडे शीतल जल से मल–मलकर स्नान कीजिए।

रात्रि को प्रायः हल्का–सुपाच्य भोजन कीजिए और भोजन के बाद थोड़ा टहलिए।

सोने से पहले ठंडे पानी से हाथ मुंह, पैरों को अच्छी तरह धोइए। इससे अच्छी और गहरी नींद आएगी और शरीर का तनाव दूर होगा।

गर्म, उत्तेजक, अधिक मिर्च–मसाले का भोजन मत कीजिए।

अपने मन को सदा आनंदपूर्ण कार्यों में लगाइये। ज्यादा इधर–उधर की बातों को दिमाग में मत आने दीजिए। यदि दिमाग से निकालने पर ऐसी बातें आयें तो ईश्वरशक्ति का नाम मन ही मन लेते रहिए। आपका ध्यान केन्द्रित हो जाएगा।

अधिक–से–अधिक हरी सब्जियों, मौसमी फलों का उपयोग कीजिए जो सब्जियां कच्ची खाने लायक हों, उन्हें कच्चा ही खाइए।

पेट, आंतों, फेफड़ों, नस–नाड़ियों आदि को विकारमुक्त रखने के लिए नियमित योग, व्यायाम–प्राणायाम की आदत डालिए। कुल मिलाकर 15-20 मिनट भी उचित ढंग से व्यायाम योग आदि कर लिया जाए तो काफी आराम होता है।

प्रतिदिन आंवला, नींबू या थोड़े से शहद का नियमित सेवन कीजिए।

कोई भी कार्य करें बेमन से न करें उसे उत्साह से पूरा करने का दृढ़ संकल्प लेकर जिंदादिली से करें।

जिस काम में रुचि न हो और जो अधिक देर का हो, उसे न करें।

बिस्तर पर तभी जाइए जब आपको नींद सता रही हो।

मोटापा भी अनावश्यक थकान का एक बड़ा कारण है। शरीर पर अतिरिक्त चर्बी से ग्रन्थियां सक्रिय नहीं रह पातीं। उनकी कार्य क्षमता घट जाती है। अतः मोटापा कम करने के उपाय समय से पहले और शीघ्र करने चाहिए। इसके लिए उपवास, हल्का सुपाच्य भोजन, व्यायाम, योग अभ्यास, कटि स्नान आदि का सहारा लिया जा सकता है।

कुछ लोग अकारण ही थके–थके से रहते हैं उनका मन किसी भी काम में नहीं लगता। वस्तुतः वे जीवन से निराश हो चुके होते हैं उनका उत्साह, शक्ति–फुर्ती, एकाग्रता जवाब दे चुकी होती है। उनमे किसी काम को करने से पहले निराशा और अविश्वास की भावना पहले पनपती है कि वे फलां काम में सफल नहीं हो पाएंगे। इस सबसे उत्पन्न थकान पर काबू पाना कठिन होता है। इस प्रकार की स्थिति के लिए वही काम हाथ में लें जिसमे थोड़ी–बहुत रुचि हो। रुचि के काम से थोड़ा–बहुत यह विश्वास तो होता ही है कि यह पूरा हो जाएगा। एक दो बार सफलता मिलने पर धीरे–धीरे रुचि, विश्वास, एकाग्रता और लगन उत्पन्न होने लगती है। शाम को घूमना, व्यायाम, साहसी साहित्य पढ़ना, हल्का भोजन, फुलों का रस, हरी सब्जियों का सूप आदि लें।

थकान मिटाने के लिए नींद भी महत्वपूर्ण स्थान रखती है। कई लोग अधिक काम की वजह से पूरी नींद नहीं ले पाते पूरी नींद न हो पाने की वजह से सुबह उठकर भी उनमें ताजगी नहीं आ पाती। यही हालत काफी दिन रहने से शरीर की क्षमता घट जाती है और शरीर कमजोरी, थकान, और आलस्य, निराशा का घर बन जाता है।

दिन भर व्यस्त रहने के बाद हमें कुछ थकान–सी प्रतीत होती है तथा शरीर टूटने लगता है। हमारे शरीर के तंतु टूटते रहते हैं अधिक कार्य करने से यह तंतु अधिक टूट जाते हैं तथा पूरी तरह से और नहीं बनने पाते। तब अंग ढीले पड़ने लगते हैं और शारीरिक स्फूर्ति खत्म हो जाती है। रात के समय जब हम विश्राम करते हैं, तब ये तंतु नये सिरे से बनने लगते हैं और हममें पुनः नयी चेतना का स्फुरण होता है। अतः शारीरिक शक्ति और स्फूर्ति के लिए नींद पूरी मात्रा में बहुत जरूरी है। आमतौर पर प्रत्येक व्यक्ति को आठ घंटे अवश्य सोना चाहिए परन्तु नींद पूरी होने की कोई निश्चित अवधि निर्धारित नहीं है यह व्यक्ति की शारीरिक स्थिति और प्रकृति पर निर्भर होता है।

अच्छी नींद के लिए मानसिक कार्य के साथ शारीरिक श्रम अति आवश्यक होता है। अतः जो व्यक्ति शारीरिक श्रम नहीं कर पाते, उन्हें व्यायाम अवश्य करना चाहिए ताकि गहरी नींद आ सके।

प्रायः चिंताओं, उलझनों, ईर्ष्या–द्वेष रखने, क्रोध करने से नींद ठीक ढंग से नहीं आ पाती ऐसे में हम व्याधियों से दूर रहकर किसी मनोरंजक कार्य के बारे में सोचें, या अच्छे साहित्य का मनन करें। सोने से पहले मनोरंजक शिक्षात्मक, धार्मिक विषयों की पुस्तकें पढ़ें, इससे उन्हीं का मनन करते हुए अच्छी नींद आएगी और व्यर्थ के बुंरे ख्याल मन से निकल जाएंगे जिनसे नींद में रुकावट पड़ती है।

अतः नींद उतनी अवश्य लें, जितनी आपको अपनी उम्र, शारीरिक स्थिति को देखते हुए जरूरी है। सोने के लिए लेटते समय हाथ पैर बिल्कुल ढीले छोड़ दे तथा चिंतन बंद कर दें। आंखें बंद कर केवल आराम, अच्छी नींद का ही ख्याल करें।

काम न हाने पर असफलता मिलने पर हर समय उसके बारे में सोचकर निराशा की भावना न बनी रहने दें। असफल होने पर दुबारा कार्य करने के लिए अधिक उत्साह, उमंग और लगन पैदा करें।

शरीर की थकान मिटाने के लिए मालिश सबसे कारगर इलाज है। तेल मालिश से शरीर की मांस पेशियों, नस–नाड़ियों क्र तनाव दूर होता है। और अपनी पूर्व अवस्था में आकर उनकी कार्यक्षमता बढ़ जाती है। कई घरों में जरा–जरा–सी बातों को लेकर इतना व्यर्थ वाद–विवाद हो जाता है कि दिमाग बहुत ही शिथिल और थका–टूटा महसूस करने लगता है। ऐसे वातावरण से एक नहीं, घर के सभी सदस्य प्रभावित और मानसिक थकान से ग्रसित होते हैं अतः छोटी–छोटी बातों को बहुत तूल न देकर संक्षिप्त में

हल खोजकर बात खत्म करने का प्रयास करना चाहिए।

आप क्यों थकते हैं

सामान्य रूप से कार्य करते हुए भी मनुष्य दिन भर के काम से शारीरिक और मानसिक थकावट अनुभव करता है। इस थकावट को उत्पन्न करने के लिए आपका शरीर कैसा काम करता है तथा आपके शरीर के अंदर के यंत्र कितना कार्य करते हैं। 24 घंटे में आपके शरीर के यंत्र कितना काम करते हैं, आइए, इसे जानें—

आपका दिल 103689 बार दिन में धड़कता है।

आपका रक्त 168,80,000 मील सफर करता है।

दिन भर में आप 28040 बार सांस लेते हैं।

आप 438 चतुष्कोण फुट वायु द्वारा सांस अंदर दाखिल करते हैं।

लगभग तीन पौण्ड वजन आहार प्रतिदिन किया जाता है।

लगभग तीन पौंड ही तरल पदार्थ का सेवन किया जाता है।

लगभग 6-7 पौंड मल—मूत्र निष्कासन होता है।

लगभग 1.43 पौंड पसीना दिन भर में निकलता है।

लगभग 85.6 दर्जे गर्मी शरीर से बाहर—अंदर आती जाती है।

प्रतिदिन हम चार—सौ पचास टन शक्ति खर्च करते हैं।

नींद में हम 25 से 30 बार करवटें बदलते हैं।

प्रतिदिन लगभग हम 8300 शब्द बोलते हैं।

हमारे बाल 0.171 प्रतिदिन इंच बढ़ते हैं।

प्रतिदिन हम लगभग सत्तर लाख मस्तिष्क के छोटे खानों का उपयोग करते हैं।

तो दिन भर में जब बिना कोई अतिरिक्त कार्य किये हमारा शरीर इतना कार्य—सामान्य रूप से प्रतिदिन करता है तो इसमें आश्चर्य की क्या बात है कि हम थक जाते हैं अतः शरीर को उचित विश्राम देना प्रतिदिन बहुत ही आवश्यक है। शारीरिक तथा मानसिक थकान बनी रहने से शरीर अनेक विकारों से ग्रस्त हो जाता है। शरीर का ह्रास बहुत जल्दी होने लगता है तथा उसकी कार्यक्षमता घटने से शरीर के आंतरिक यंत्र शिथिल और कमजोर पड़ जाते हैं।

❑❑❑

कुंछ महत्वपूर्ण घरेलू उपचार

मेथी को पानी में औटा कर उस पानी से कुल्ले करने से दांत का दर्द ठीक हो जाता है।

कान में दर्द होने पर गुलाब का असली इत्र 1-2 बूंद डाल दें।

अदरक का रस शहद में मिलाकर लगाने से दांत का दर्द दूर हो जाता है।

कान में दर्द होने पर सुदर्शन के पत्तों का रस या सरसों का तेल गुनगुना करके कान में डालें।

—खांसी होने पर अदरक का अर्क शहद में बराबर मात्रा में मिलाकर दिन में 2-3 बार लें।

मुहांसे होने पर रात्रि को सोते समय काली मिर्च पीस कर लगायें।

पेट में दर्द होने पर अजवायन का सेवन करें।

घी में बादाम घिसकर माथे पर लगाने से सिर दर्द दूर हो जाता है।

लौंग का तेल सूंघने से सर्दी–जुकाम में लाभ होता है।

गरम दूध में थोड़ी–सी हल्दी डालकर उबालकर पीने से कब्ज दूर हो जाता है।

सर्दी में नाक की रुकावट होने पर कपूर की पोटली सूंघें।

हिचकी आने पर सूखे नींबू को जलाकर शहद के साथ धीरे–धीरे चाटिये।

पीपल के पत्तों का रस शुद्ध शहद में मिलाकर सुबह–शाम लेने से जुकाम 2-3 दिन में ठीक हो जाता है।

—जल जाने पर, घाव पर कच्चा आलू पीसकर लगायें।

—राई का चुटकी भर चूर्ण शहद में मिलाकर सुबह और शाम खाने से सर्दी कम हो जाती है।

—जब कभी पेट में जहर चला जाता है, तब राई का एक ग्राम चूर्ण ठंडे पानी में मिलाकर पीने से उल्टी हो जाती है और जहर बाहर निकल आता है।

—लकवे के रोगी के लिए राई के तेल की मालिश लाभदायक है।

—एक ग्राम राई का चूर्ण दो ग्राम घी में रगड़कर दाद पर लगाने से ठीक हो जाता है।

—राई का चूर्ण जोड़ों पर मलने से गठिया के रोगी का दर्द कम हो जाता है।

—बच्चे के पेट में कीड़े हो गये हों, तो मां के दूध में राई पीसकर बच्चे की नाभि के आसपास लेप करें तथा सूखने के बाद धो डालिए। बच्चे को आराम मिलेगा।

—गाय के एक साल पुराने घी में राई घिसकर सिर पर लगाने से सिर दर्द दूर हो जाता है।

—प्रसूति में तकलीफ हो रही हो तो पेडू (नाभि और उपस्थ के बीच के भाग) पर राई का चूर्ण मलिए प्रसूति सुलभ हो जायेगी।

—पके जामुन के रस का शरबत पीने से पेट की पीडा दूर होती है।

—यदि आपके सिर में जुएं पड़ गयी हैं, तो शरीफे को बारीक पीसकर सिर में लगाना चाहिए और रात को सोते समय एक मोटा कपड़ा सिर में कसकर बांधकर सोने से सिर की सारी जुयें मर जाती हैं। इसका प्रयोग करते समय यह ध्यान रखना चाहिए कि यह दवा आंखों में न लगने पाये, क्योंकि यह आंखों को नुकसान पहुंचाती है।

—विषाबिल के पत्तों को पीसकर गर्म—गर्म बांधने से हड्डियों की पीड़ा बहुत जल्द अच्छी हो जाती है।

—शरीर में शीत पित्त की अधिकता होने पर चिरौंजी को दूध में पीसकर उसकी मालिश करने से बड़ा लाभ होता है।

—बालों को दही के पानी से धोंने से बालों की जड़ें मजबूत हो जाती हैं, तथा बाल बढ़ने लगते हैं।

—प्याज खाने से लू नहीं लगती और आम का पन्ना पीने से लू का असर दूर हो जाता है।

—बैंगन छीलकर घी और दही के साथ पकाकर रात में खाने से अच्छी नींद आती है।

—मीठा नींबू बेहोशी और मलेरिया के ज्वर में खाने से बहुत फायदा होता है।

—बच्चों के अक्सर कान बहा करते हैं। ऐसी हालत में माता को चाहिए कि वे अपने दूध में लौंग पीसकर बच्चों के कान में डालें, इससे लाभ होता है।

—लू लग जाने पर प्याज के रस से कनपटी और छाती पर मालिश करने से शीघ्र लाभ होता है।

—मदार के फूल को सेंधा नमक के साथ गोली बनाकर पेट का दर्द दूर हो जाता है।

—लौंग या बादाम घी में घिसकर लगाने से कनपटी का दर्द दूर हो जाता है।

—पानी में अधिक चलने—फिरने से जिनके पैर फट जाते हैं, रात को सोते समय कड़वा तेल लगाकर ऊपर से पिसी हुई हल्दी बुरक दें।

—बन्सलोचन पीसकर शहद के साथ चटाने से बच्चों की खांसी चली जाती है।

—नीम की कोमल पत्तियां पीसकर मट्ठे की तरह मथने से उठे हुए झाग को शरीर पर मलने से जलन शान्त हो जाती है।

—आक के दूध में काले तिल पीसकर लेप कर देने से पसली का दर्द दूर हो जाता है।

—शरीर में जलन होने पर शरीफे को रात में ओस में रख देना चाहिए। सवेरे उठकर उसे खा लेने से जलन शान्त हो जाती है।

—कैथे के गूदे में सोंठ, काली मिर्च और पीपल का चूर्ण शहद और चीनी के साथ मिलाकर पीने से अर्जीण दूर हो जाता है।

—तेंदू के फलों का सूखा छिलका चिलम में भरकर पीने से श्वास के रोगियों को लाभ होता है।

—जिन बच्चों को शीतला निकलती है, उनके शरीर में बहुत दिनों तक उनकी गर्मी नहीं जाती, ऐसी अवस्था में गूलरों का रस निकालकर और उसमें मिश्री मिलाकर पिलाना चाहिए।

—बेल, सोंठ और जायफल का काढ़ा बनाकर पीने से विशू—चिका—रोग दूर होता है।

—एक कटोरी में तिल का तेल उबालें, जब उबलने लगे, तो उसमें लहसुन के जवे (4 बड़ें चम्मच तेल में 10 जवे लहसुन) डाल दें, लहसुन के टुकड़े काले पड़ने तक तेल को पकने दें। अब तेल को नीचे उतार लें। ठंडा होने पर लहसुन के टुकड़े निकाल दें और तेल को शीशी में भरकर कार्क लगाकर रख लें। कान का दर्द होने पर तेल को चम्मच में गर्म करके 2 या 3 बूंद कान में डालने से लाभ होगा।

—आक (संस्कृत मे अर्क, गुजराती में आकड़ा) के 5 पत्तों को साफ करके टुकड़े कर लें और 50 ग्राम तिल के तेल को पका कर उसमें पत्ते मंद आंच पर काले पड़ने तक पकायें। इस तेल को भी गर्म करके कान में डालने से दर्द शांत होगा।

—कान में खुजली हो तो 10 ग्राम हरे नीम के पत्ते 50 ग्राम तिल के तेल में इसी तरह काले करके कान में डालने पर खुजली, एग्जिमा, कान की फुंसी और कान से पीप बहना ठीक हो जाता है। यदि नींम के पत्तों के साथ चमेली के पत्ते भी तेल में पका दिये जायें तो गुण और बढ़ जाता है।

—यदि आपके कान में किसी प्रकार की खुश्की अथवा गन्दगी हो तो

कान में बादामरोगन डालें। यदि दांत में दर्द है तो दर्द वाले दांत में लौंग के तेल का फाया रखें तो पीड़ा कम हो जायेगी।

—ताजे नींबू के रस को भली प्रकार छानकर दो—तीन बूंदें नित्य आंखों में डालने से मोतिया बिन्द जैसा रोग भी ठीक हो जाता है।

—सूखे आंवले और शिकाकाई समान भाग लेकर तथा कपड़छन कर उससे सिर धोया जाये, तो बाल घने, काले चमकदार एवं मुलायम होंगे।

—यदि आपके बच्चे को गिर पड़ने या फिसल जाने के कारण चोट लग गई हो, रक्त बह रहा हो तो चोट वाली जगह पर रोली भर दीजिए। रक्त निकलना बन्द हो जायेगा और पीड़ा में आराम पहुंचेगा।

—यदि बन्द चोट हो, यानि चोट से रक्त न निकला हो, पीड़ा हो रही हो, तो चोट वाली जगह पर रुई से मिट्टी का तेल चुपड़िए, तत्काल आराम मिलेगा।

—यदि दौड़ते समय आपका बच्चा गिर गया हो और लंगड़ा कर चल रहा हो तो सरसों के तेल व हल्दी के कुनकुने लेप को लगाने के बाद केले का छिलका बांध दीजिए।

—यदि मोच आ गई हो तो नारियल की गिरी को महीन पीसकर उसमें चौथाई भाग हल्दी का चूर्ण मिलाकर, पोटली बांध का आग पर गरम कर मोच पर सेंकिए, रात को सोते समय कुनकुना बांध दीजिए।

—यदि आपके बच्चे के हाथ—पैर में किसी कारण सूजन आ गई हो तो उबाले हुए बथुए का लेप लगाइये। तीन—चार बार लेपन क्रिया से सूजन छूमन्तर हो जाती है।

—जल जाने पर तुरंत शहद लगा देने से फफोले नहीं पड़ते हैं।

—उबली हुई बिना चीनी की चाय की पत्ती को सुखाकर शिकाकाई और आंवले में कूटकर बाल धोने से बाल काले, घने तथा लम्बे होते हैं।

—बहेड़े की गुठली भुजा में बांधने पर चेचक निकलने का भय नहीं रहता है।

—अचानक पानी के छींटे मुंह पर मारने से हिचकी बन्द हो जाती है।

—लोहे का छल्ला उंगली में पहनने से पीछे चमड़ी नहीं पकती है।

—सरसों तेल नाभि में लगाने से होंठों की खुश्की समाप्त होती है।

—यदि किसी स्थान पर चोट लग गयी हो तो उस स्थान पर रुई पर तारपीन लगाने से आराम आ जाता है और दर्द कम हो जाता है।

—सब्जी काटते समय यदि हाथ कट जाये तो उस स्थान पर तारपीन की पट्टी बांध देने से आराम आ जाता है।

❑❑❑

मुख रोग

मुख की दुर्गन्ध

1. यदि पाचन–विकार के कारण मुख से दुर्गन्ध आती हो तो भोजन के पश्चात दोनों समय आधा चम्मच सौंफ चबाने से दूर होती है। यह गले को भी लाभ पहुंचाती है।

2. तुलसी की चार पत्तियां रोजाना सवेरे–संध्या खाकर ऊपर से पानी पियें तो मुंह की दुर्गन्ध व मुंह के छाले दूर हो जाते हैं।

3. एक गिलास पानी में एक नींबू का रस मिलाकर प्रातः कुल्ला करने से मुंह की दुर्गन्ध दूर हो जाती है।

4. रोजाना खाने के बाद एक लौंग मुख में रखकर चूसने से मुंह की दुर्गन्ध दूर हो जाती है।

मुह के छाले

1. रात्रि–भोजन के पश्चात छोटी हरड़ चूसने से मुंह और जीभ के छाले ठीक हो जाते हैं।

2. तुलसी की 4 पत्तियां चबाकर खाने और ऊपर से दो घूंट पानी पीने से मुंह के छाले दूर हो जाते हैं।

3. 2 ग्राम भुना हुआ सुहागा का बारीक चूर्ण 15 ग्राम ग्लिसरीन में मिलाकर रख लें और दिन में 2-3 बार मुंह एवं जीभ के छालों पर लगाये। शीघ्र लाभ होगा।

4. मिश्री को बारीक पीसकर, उसमें थोड़ा–सा कपूर मिलाकर मुंह में लगायें। यदि बच्चों के मुख में छाले हो जायं तो यह दवा तुरन्त आराम करती है।

5. टमाटर के रस में ताजा पानी मिलाकर कुल्ला करने से मुंह एवं जुबान व गालों के छाले दूर हो जाते हैं।

6. यदि मुंह के साथ–साथ गले तक छाले हो गये हो तो शहतूत का रस पीना चाहिए, इससे छाले दूर होकर मुंह रोग एवं दुर्गन्ध रहित हो जाता है।

7. 4 ग्राम सफेद कत्था, 4 ग्राम छोटी इलायची के दाने, 4 ग्राम शीतल चीनी, 1 ग्राम नीला थोथा की भस्म को बारीक पीसकर कपड़े में छान लें। इस चूर्ण को मुख में लगाने से पुराने छाले भी ठीक हो जाते हैं।

8. सत्यानाशी की टहनी तोड़कर मुख में लगाने से छाले ठीक हो जाते हैं।

9. हरा पोदीना, सूखा धनिया और मिश्री सबको समान भाग लेकर चबायें और लार बाहर निकालते रहें इससे मुंह के छाले बहुत जल्दी ठीक हो जाते हैं।

10. जामुन के पत्ते पीसकर पानी में छान लें । इस पानी से कुल्ला करने से मुंह के छाले ठीक हो जाते हैं।

11. बंशलोचन पीसकर शहद में मिलाकर लगाने से मुंह के छाले ठीक हो जाते हैं।

12. तरबूज के छिलके जलाकर उसकी राख लगाने से मुंह के छाले ठीक हो जाते हैं।

13. छोटी पीपल को बारीक पीसकर शहद मिलाकर जीभ पर रगड़ें और लार बाहर निकालते रहें, इससे मुख के छाले बहुत जल्दी ठीक हो जाते हैं।

14. आक के दूध में शहद मिलाकर लगाने से मुख के छाले ठीक हो जाते हैं।

मुख के समस्त रोग

1. मुख के घाव, छाले तथा दुर्गन्ध के लिए चमेली के पत्तों को चबाना चाहिए।

2. चमेली के पत्ते, गिलोय, दाख, जबासा, दारुहल्दी और त्रिफला इनको काढ़े में शहद मिलाकर गरारे करने से मुख के अन्दर के सभी रोग दूर हो जाते हैं।

3. जामुन, आम तथा चमेली के पत्ते, हरड़, आंवला, नीम तथा परबल के पत्ते, इनका काढ़ा बनाकर कुछ समय तक मुंह में भरे रखने से मुंह के सब रोग दूर हो जाते हैं।

4. मुलहठी, इलायची, धनिया, मोथा, एलुआ और कूट इन्हें समभाग लेकर पीस लें। इस चूर्ण को मुख में रखने तथा जुबान से चारों ओर फिराने से मुंह साफ और दुर्गन्ध रहित होता है।

5. तिल, नील कमल, घी मिश्री तथा शहद व दूध इन्हें सबको मिलाकर मुख में रखने से झुलसा हुआ मुख ठीक हो जाता है।

6. सफेद चिरमिटी की जड़ को चबाने से मुख के घाव तथा फोड़े दूर हो जाते हैं।

जीभ, तालु एवं होंठों के रोग

1. दही और पानी मिलाकर गरारे करने से जीभ की जलन शान्त हो जाती है।

2. नींबू के रस में थोड़ा–सा सेंहुड़ का दूध मिलाकर मुख में लगाने से जीभ के समस्त विकार मिट जाते हैं।

3. अरहर के कोमल पत्ते चबाने से जीभ का फटना तथा छाले आदि ठीक होते हैं।

4. निर्गुण्डी और मूसली के कन्द को मिलाकर चबाने से जीभ का दर्द मिट जाता है।

5. हरा धनिया चबाने से जीभ के छाले मिटते हैं।

6. निर्गुण्डी की जड़ चबाने से अथवा नीम काढ़े से कुल्ला करने से तालु के अनेक रोग दूर होते हैं।

7. पीपल, पाढ़ केवरी मोथा, कूट, काली मिर्च, सेंधा नमक तथा बचकी पीस छान कर रख लें। इस चूर्ण को शहद में मिलाकर लगाने से तालु रोग ठीक हो जाता है।

8. हरसिंगार की जड़ को चबाने से समस्त तालु रोग ठीक होते हैं।

9. गाय के घी को 100 बार ताजे पानी में धोकर, कपूर मिलाकर (होठों पर लगाने से होठों के सब रोग दूर हो जाते हैं।

10. बबुल की छाल का चूर्ण बनाकर लगाने से होंठों के छाले और उपदंश मिटता है।

11. होंठ के मकड़ी–रोग (फैलने) में तरबूज का छिलका जलाकर लगाने से बहुत लाभ मिलता है।

12. लौकी के बीजों को पीसकर लगाने से जीभ और होंठों के छाले दूर होते हैं।

चेहरे का सौन्दर्य

स्त्रियों को चेहरे का सौन्दर्य बनाये रखने की आवश्यकता उस वक्त पड़ती है जब चेहरे पर झुर्रियां, छाया, दाग अथवा मुहांसे होकर चेहरे को भद्दा बना देते हैं। इसके लिए देशी उपाय यही है कि गाजर डेढ़ सौ ग्राम, टमाटर सौ ग्राम और चुकन्दर पचास ग्राम का रस निकालकर आधा गिलास नित्य लगातार कम से कम बीस दिनों तक पिया जाये। इससे चेहरा बेदाग होकर सुन्दर सेब की तरह लाल और टमाटर की भांति सुर्ख हो जाता है।

इसके स्थान पर केवल गाजर या सन्तरे का रस भी लिया जा सकता है। लगातार एक सप्ताह तक गाजर का रस लेने से यदि पेट में कीड़े हो, तो वह निकल जाते हैं। अम्ल रोग भी ठीक हो जाता है। इसके सेवन से एक घण्टा पहले और एक घण्टा बाद तक कुछ खाना–पीना नहीं चाहिए।

10 ग्राम नींबू का रस 10 ग्राम ग्लिसरीन तथा 10 ग्राम गुलाब का जल तीनों को मिलाकर रख लें। यह एक प्रकार का लोशन सा तैयार हो जायेगा। इस लोशन को प्रतिदिन प्रातःकाल स्नान करने के पश्चात् तथा रात्रि में सोने से पूर्व चेहरे पर हल्के–हल्के मलने से चेहरा रेशम के समान कोमल और सुन्दर बनता है।

चेहरे के दाग, कील छाइयां एवं मुंहासे आदि दूर होकर मुख–मण्डल की रंगत निखरती है। इसके 15-20 दिन के प्रयोग से ही चेहरा साफ हो जाता है।

मुंहासे

जायफल को कच्चे दूध में चकले पर घिस लें, इतना कि मुंह पर लेप–सा हो जाए। थोड़ी देर इसे चेहरे पर ही सूखने दें। फिर हाथ से छुड़ाकर (उबटन की तरह रगड़कर), गुनगुने पानी से चेहरा धोकर पौंछ लें। दिन में दो बार यह क्रिया करने से दो तीन दिन में ही मुंहासे दूर होकर, मुंहासों के काले दाग–धब्बे मिट जाते हैं। और चेहरा निखर उठता है। यदि चाहें तो जायफल को कच्चे दूध में घिसकर रात को सोते समय मुंहासों और काले धब्बों पर लेप करें, फिर धो लें, काले मुंहासे और उनके दाग मिट जायेंगे।

नींबू के रस में बराबर का गुलाब जल मिलाकर चेहरे पर लगायें। आधा घण्टे बाद चेहरा ताज़े जल से धो लें। दस–पन्द्रह दिनों के प्रयोग से मुहांसे दूर हो जाते हैं।

मुंहासों को फोड़ना या नोंचना नहीं चाहिए। इससे वे और भी ज्यादा फैलते हैं और त्वचा में स्थायी दाग पड़ जाते हैं। उपरोक्त प्रयोग से पहले चेहरे को पानी की भाप से साफ कर दें तो शीघ्र लाभ होता है।

चेहरे के दाग

1. 100 ग्राम तिल के तेल को आग पर चढ़ाकर उस में 50 ग्राम पपीते के बीज डाल दें, जब बीज जल जाए, तब तेल को उतार कर छान लें। एक माह इस तेल को लगाने से चेचक के दाग तक मिट जाते हैं।

2. मसूर की दाल को और तरबूज के बीजों की मींगी बराबर–बराबर मात्रा में लेकर गाय के दूध में पीस लें। इसे चेहरे पर लगाने से हर तरह के दाग–धब्बे दूर हो जाते हैं।

3. मदार के दूध में हल्दी घिसकर चेहरे पर लगाने से झांई और चेहरे के हर प्रकार के दाग मिट जाते हैं।

4. बादाम की गिरी दूध में घिसकर चेहरे पर लगाने से दाग–धब्बे दूर होकर चेहरे की चमक बढ़ जाती है।

5. बरगद की नरम कोंपलें और मसूर बराबर मात्रा में लेकर गाय के दूध में पीस कर लगाने से चेचक तक के दाग मिट जाते हैं।

6. तुलसी के सूखे पत्तों को गाय के दूध के साथ लगाने से चेहरे के काले दाग मिट जाते हैं।

चेहरे की खूबसूरती बढ़ाने के नुस्खे

1. गाय के दूध में जर्द सरसों पकायें। जब दूध जल जाये तब सरसों को निकालकर सुखा लें, फिर पीसकर उसका उबटन मलें।

2. चना, चावल, मटर, जौ (यव)—इनके आटे का उबटन करें।

3. गोंद, कतीरा, निशाश्ता, ईसबगोल के पानी में पीसकर मलने से मुख की कान्ति बढ़ती है।

4. सूखे या गीले सन्तरे के छिलकों को पीसकर उबटन करें। इससे मुंह के दाग मिट जाते हैं।

5. तगर और चिरौंजी पीसकर उसमें मक्खन मिलाकर चेहरे पर मलने से रूप निखर आता है।

होंठ-पैर फट जाने का इलाज

1. यदि सर्दी है तो पीपल पानी में पीसकर लगायें।

2. बिनौले की गिरी पानी में घिसकर होंठ पर लेप करें।

3. नरकचूर पानी में पीसकर तलवों पर मेंहदीं की तरह लगायें। इससे पैर की ऐड़ी नहीं फटती हैं।

4. यदि गर्मी से हो तो मेंहदी के फूल पीसकर लेप करें। इससे होंठ नहीं फटते हैं।

5. खत्मी धनियां, गेरु पानी में घिसकर लेप करें।

6. यव (जौ) का आटा पानी में घोटकर लगायें।

मुंह की झाई का इलाज

1. आम की गुठली तथा जामुन की गुठली पानी में घिसकर मलें।

2. तुलसी के पत्ते पानी में पीसकर मलें।

3. सिरके में शहद और नमक मिलाकर लगाएं।

सफेद दागों का इलाज

1. अंजीर की छाल 4 तोले, शीतरज 2 तोले, जवा हरड़ 1 तो०, धनिया 1 तोला—इन सबको कूट पीसकर गाय के बच्चे के पेशाब में मिलाकर जोश दें। जब गाढ़ा हो जाए तब जंगली बेर के बराबर गोलिया बना लें और एक

महीने या बीस दिन तक बराबर 1 गोली प्रातःकाल और 1 गोली सांयकाल खायें।

2. गेरु, गन्धक, बाबची समान मात्रा में लेकर बारीक पीसकर अदरक के रस में रीठे के बराबर की गोलियां बना लें और प्रयोग के लिए 1 गोली कूटकर सवा सौ ग्राम पानी में रात को बर्तन में भिगो दें तथा सबेरे पानी निथार कर पी जायें और उसके फोंक को शरीर पर मलकर धूप में बैठ जायें। खटाई तथा बादी चीजें न खायें।

सिर की जूं का इलाज

1. पारा–मूली के पत्तों के रस में हल करके बालों में डालें या काली मिर्च पानी में पीसकर सिर में डालें।

2. शरीफे के बीज पानी में पीसकर सिर में मलें अथवा मिट्टी का तेल बालों में लगायें।

मिर्गी

वैसे तो यह रोग किसी को भी हो सकता है, पर मुख्यतया देखा गया है कि यह रोग स्त्रियों और बालिकाओं को ही अधिक होता है। किसी हद तक हिस्टीरिया और एपीलेप्सी (मिर्गी) के लक्षण समान से ही होते हैं। यद्यपि रोग अलग–अलग हैं।

सिर घूमना, कानों में से आवाज आना, सिर में कीड़े रेंगते हुए प्रतीत होना, सिर–दर्द, शरीर का कांपना, गरदन का टेढ़ा हो जाना, आंखों की पुतलियों का ऊपर चढ़ जाना अथवा नीचे आना, हाथ–पैरों को अकड़ना या इधर–उधर पटकना, बेहोशी में मुख–से झाग निकलना, शरीर से पसीना निकलना, शून्यता, एंठन, स्पर्श–शक्ति का लोप, दांतों से जुबान काटना, आदि इस रोग के लक्षण हैं। इस रोग के दौरे पड़ते हैं। कुछ लोगों का मानना है कि चमड़ा सुंघाने से रोगी अपने आपे में आ जाता है।

इलाज–1. सफेद प्याज का स्वरस नाक में डालने से मिर्गी का रोगी होश में आ जाता है

2. ब्राह्मी के रस को शहद के साथ अथवा शतावर के चूर्ण को दूध के साथ अथवा लहसुन को काले तिलों के साथ नित्य सेवन करते रहने से सब प्रकार की मिर्गी दूर हो जाती है।

3. बच का घिसा–पिसा और छना चूर्ण 10 ग्राम को शहद तथा घी में मिलाकर एक महिना तक सेवन करने से मिर्गी दूर होती है।

4. 7 ग्राम पिसी मुलहठी को 10 ग्राम पेठे के रस में मिलाकर 3 दिन तक पीने से मिर्गी–रोग नष्ट हो जाता है।

5. घुड़वच के चूर्ण को शब्द के साथ चाटने तथा दूध–भात खाने से पुराना मिर्गी रोग भी दूर हो जाता है।

6. हरी अथवा सूखी तुलसी के पत्तों को नाक में सूंघना मिर्गी के रोगी के लिए होश तथा बेहाशी की दोनों अवस्थाओं में हितकर है।

7. लहसुन 10 ग्राम तथा काले तिल 30 ग्राम इन दोनों को मिलाकर रोज़ाना सुबह 21 दिन तक सेवन करते रहने से मिर्गी का रोग नष्ट हो जाता है।

8. सोंठ, काली मिर्च तथा पीपल–इन्हें समभाग लेकर सेहुड़ के दूध में 20 दिन तक भिगोये रखें। फिर इस चूर्ण की नस्य लेने से मिर्गी की बेहोशी दूर हो जाती है।

9. पिसे और छने हुए रीठे के चूर्ण की नित्य नस्य लेते रहने से भी यह रोग दूर हो जाता है।

10. मिर्गी के दौरे से बेहोश हो जाने वाले रोगी को पिसी हुई राई सुंघाने से बेहोशी दूर हो जाती है।

नींद न आना

नींद कम या देर–से आती हो (अनिद्रा–रोग) तो सोने से पहले पैरों को हल्के गर्म पानी से धोकर साफ कर लेना चाहिए। पैरों के तलवों में सरसों के तेल की मालिश करने से भी खूब गहरी नींद आती है।

सिर में बादामरोगन, आंवला या ब्राह्मी के तेल की मालिश करनी चाहिए, इससे भी नींद अच्छी आती है। रात्रि में सोने से पहले सरसों के तेल को गुनगुना करके उसकी चार–चार बूंदे दोनों कानों में डालकर साफ रुई लगाकर सोने का उपक्रम करने से नींद आ जाती है। रात्रि के भोजन में प्याज का सलाद लेने से भी नींद अच्छी आती है।

1. खसखस 6 ग्राम 250 ग्राम पानी में पीसकर कपड़े में छान लें और 25 ग्राम मिश्री मिलाकर प्रातः और सायं चार बजे नित्य एक बार लें। इससे अनिद्रा का रोग मिट जाता है।

2. 3 ग्राम पोदीने की पत्तियां 200 ग्राम पानी में दो मिनट उबालकर छाल लें। गुनगुना रहने पर इस पोदीना की चाय में दो चम्मच शहद डालकर नित्य रात में सोते समय पीने से गहरी और मीठी नींद आती है। तीन–चार सप्ताह तक सेवन करें।

3. तरबूज के बीज की गिरी और सफेद खसखस अलग–अलग पीसकर बराबर वजन मिलाकर रख लें। 3 ग्राम औषधि प्रातः एवं सायं लेने से रात में अच्छी नींद आती है।

4. रात में सोने से पूर्व एक मीठे सेब का मुरब्बा खाकर ऊपर से 250 ग्राम दूध पीन से अच्छी नींद आती है।

नींद का अधिक आना

आजकल यह आम शिकायत देखने में आती है कि स्कूली बच्चों को पढ़ते समय नींद आने लगती है। तथा बहुत से ऐसे युवक व युवतियां भी हैं जो प्रातः बहुत देर से सोकर उठते हैं, फिर भी उनमें सुस्ती और आलस्य भरा रहता है। सोकर उठने पर सिर–दर्द बना रहता है।

इसका सबसे अच्छा उपचार यही है कि वह बिना दूध की नींबू वाली चाय पियें। कम–से–कम दो बार प्रातः और सायं। इस चाय को पीने से दिमागी तनाव दूर होता है और स्फूर्ति आती है। सुस्ती और आलस्य पास भी नहीं फटकेगा। सिर–दर्द की शिकायत भी दूर हो जायेगी।

स्मरण शक्ति एवं स्नायु-संस्थान की दुर्बलता

1. ज्यादा दिमागी काम करने वाले लोगों के लिए बादाम का दूध पीने श्रेयस्कर है इससे स्मरण–शक्ति की दुर्बलता दूर होती है। सुबह खाली पेट इस दूध को पीने के बाद फिर दो घण्टे तक खाना–पीना नहीं चाहिए। यह दूध सर्दियों में लेना चाहिए।

2. बादाम बारीक करके पीस लें और उसे दूध में मिलाकर पियें। अथवा बादाम की गिरी और काली मिर्च को एक साथ मुंह में दांतों से खूब अच्छी तरह से चबाकर खायें और ऊपर से गरम दूध पी जायें। दुर्बलता दूर करने में यह बहुत उत्तम है।

3. बादाम की 7 गिरियों को रात में पानी में भिगों दें। प्रातः काल उनका छिलका उतार कर सिर पर बारीक पीसें। साथ ही 4-5 काली मिर्च भी पीस लें। इसे उबलते हुए गरम दूध में मिला दें। जब तीन बार खौल आ जाये, तों नीचे उतार कर उस में से दो चम्मच देशी घी डालकर ठण्डा करें। इस पन्द्रह दिन से एक माह तक लेने से स्मरण–शक्ति एवं मस्तिष्क की दुर्बलता दूर हो जाती है।

4. हरे आंवले (500 ग्राम) कद्दुकस करके उनका गूदा किसी कांच के मर्तबान में डाल दें। अब इस गूदे पर इतना शहद डालें कि गूदा मधु में तर हो जाए। तत्पश्चात उसे 8 दिन तक रोजाना तीन–चार घण्टे धूप में रखें। इस तरह मुरब्बा बन जायेगा। ठीक 10 दिन बाद इसका सेवन किया जाए। इस विधि से तैयार किया गया मुरब्बा अत्युत्तम है। स्नायु–संस्थान की दुर्बलता को दूर करने में यह श्रेष्ठ है।

❑❑❑

खांसी

सूखी व तर खांसी

सोंठ, पीपलामूल, पीपल, बहेड़ा की छाल बराबर–बराबर लेकर चूर्ण बना लें फिर शहद में मिलाकर चटायें।

कफ की खांसी

अदरक के रस में शहद मिलाकर चाटें। अगर कफ गिरता हो तो एक छुवारे की गुठली निकालकर उसमें 3 लौंग, 3 काली मिर्च भरकर अरण्ड के पत्तें में लपेट कर आग में जलायें, फिर उसकी राख शहद में मिलाकर चाटें।

हिचकी की दवा

बकरी के दूध में सोंठ मिलाकर पिलायें या आम के पत्ते हुक्के में रखकर पिलायें या शहद चटायें।

खांसी हिचकी की दवा

काली मिर्च, अजवायन देशी, सोंठ, कांकड़ासिंगी, पीपल, पोहकर, मूल जायफल—इन सबको बराबर–बराबर लेकर कूट छानकर शहद में चटायें या काली मिर्च को चूर्ण बनाकर उसमें उतनी ही मिश्री मिलाकर 2 रती शहद में मिलाकर चाटें।

सांस की खांसी

तालिस पत्र 1 तोला, छोटी इलायची 1 तोला, काली मिर्च 2 तोला, सोंठ 2 तोला, तेजपत्र 2 तोला, वंशलोचन 4 तोला, नीले रंग का पीपल 4 तोला, मिश्री 1 छटांक—इन सबको बारीक पीसकर घी या मक्खन के साथ खायें।

खांसी या पसली का दर्द

छोटी इलायची 9 माशे, वंशलोचन 2 तोला, तेजपत्र 3 माशे, पीपल, एक तोला, मिश्री 4 तोला इन—सबको पीसकर शहद में मिलाकर चटायें और तारपीन का तेल तथा कपूर का तेल मिलाकर छाती की मालिश करें। अवश्य फायदा होगा।

बच्चों के लिए खांसी की दवा

छोटी पीपल का बारीक चूर्ण शहद में मिलाकर चटाने से बालकों के

ज्वर, तिल्ली, अफारा, हिचकी बन्द हो जाती है या झंडु का बना इस्तेमाल करें।

नजला

● शुरु में 3-4 दिन तक सुबह दही में गुड़ तथा 15-20 काली मिर्च मिलाकर खाना चाहिए। इससे कफ का स्त्राव भलीभांति हो जाने से आराम मिलता है।

● एक कप दूध में 2 ग्राम सोंठ का चूण मिलाकर सेवन करने से नजला रोग से राहत मिलती है।

● गर्म पानी में दो रत्ती भुनी हुई हींग मिलाकर, धीरे–धीरे पीने से पुराना नजला ठीक हो जाता है, यह प्रयोग दिन में दो बार करना चाहिए।

● पानी में सोंठ का टुकड़ा डालकर उबालिए। इस पानी को नियमित 40 दिन तक पीने से पुराने–से–पुराने नजले की शिकायत दूर हो जाती है।

● अदरक की गांठ में छेद करके उसमें नींबू के बीज के बराबर हींग भर दें। ऊपर से काला नमक भर कर अदरक पर पान का पत्ता लपेट लें और धागा बांध कर गीली मिट्टी की उंगली जितनी मोटी परत चढ़ाकर उपलों पर या अंगारों पर तब तक गरम करें जब तक वह लाल न हो जाए। फिर मिट्टी उतार दें। अदरक पीसकर चने के बराबर गोलिया बनाकर तीन–तीन घंटें बाद चूसते रहें। इस प्रयोग से नजला हमेशा के लिए दूर हो जाएगा।

गले की पीड़ा

● लौकी का रस निकालकर उसमें थोड़ा–सा शहद मिलाकर पीने से गले की पीड़ा व जलन से राहत मिलती है।

● प्याज के कचूमर में जीरा और सेंधा नमक मिलाकर खाने से फ़ायदा होता है।

● पालक के पत्तों का रस निकालकर, उससे कुल्ला करने से गले की जलन व पीड़ा शांत होती है।

● शहतूत के शर्बत का सेवन करने से और शहतूत का फल खाने से 3-4 दिन में गले का संक्रमण (इंफ़ेक्शन) और दर्द दूर हो जाता है।

जिगर तिल्ली की दवा

पके आम का पत्ता 52, पांचों नमक दस तोले। पत्तों को कूट नमक डालकर फिर पत्तें धरें फिर नमक 3 पत्ते डालकर हांडी में धरें, बाद में आंख मूंदकर सुखाकर गजपुट में फूंक दें, बाद में निकालकर 5 तोले वायबिडंग का चूर्ण डालकर बोतल में भर लो। 3 माशे मकोय के अर्क या बर्फ के साथ दें, बढ़े जिगर तिल्ली को फायदा जरुर होगा।

पीलिया की अनुभूत दवा

6 माशे फिटकरी बारीक पीस दो, एक छटांक दही और पानी मिलाकर मथ लें, डेढ़ छटांक मिश्री मिला 6 माशे दवा खाकर बाद में दवा पीओ, तीन दिन प्रातः काल 1-1 मात्रा खाने से तीन दिन में पीलिया दूर होगा, भोजन के बाद में लोहासव पियें।

पीलिया पांडु सिर दर्द पर

एक नग बन्दाल फल को कूटकर डेढ़ तोला पानी में 2 घंटा भिगो दें, बाद में पानी छान आठ या दस बूंद नरई से नाक़ द्वारा सूतें, यानि ऊपर की ओर खींचें, आधा घण्टे बाद नाम से खराब गंदा लेसदार जल निकलेगा जो 12 घंटा बहता रहेगा और इससे कुछ ज्वर भी हो सकता है, इसकी चिंता न करें, गन्दा पानी निकलकर नजला, सिर दर्द, कामला नष्ट होगा, एक रोज प्रयोग करें, पांडु में 3 माशा उपरोक्त रस 3 माशे शहद के साथ सात दिन दें।

हिचकी में अनुभूत योग

कलौजी तुख्मे पियाजी 3 माशा मिश्री तीन माशा, एक मात्रा है, एक रोज में तीन माशे तीन बार दें।

खुनी दस्त पर परीक्षित वटी

शुद्ध रसौंत 1 तोला, एक गेरु एक तोला पानी में घिसकर 2-2 रत्ती की गोली बनाकर सुखाओ, अधचला दही व ताजे मट्ठे के साथ दिन में तीन गोली खाने से खूनी दस्त बन्द कर बवासीर का रक्त बन्द करेगा।

उदर रोग पर पाचनसुधा वटी

सामर नमक, काला नमक दस तोले, काली मिर्च, पीपल, सौंठ, लौंग, अदरक का रस सभी 5-5 तोला, आक के फूल दो तोला, सम पोदीना आवश्यकतानुसार डाल चने बराबर गोली बनाओ, पेट दर्द, जी मिचलाना, उल्टी अजीर्ण बदहजमी, अफरा तथा हैजा में उत्तम है, दो तीन गोली रोज दो तीन बार दें।

सरल पाचक चूर्ण

काला जीरा, अजवायन, देसी सौंठ, काली हरण, काला सामर, नमक, सौंफ समभाग लें, कूट–छानकर भोजन के बाद खाने से अजीर्ण आमाशय के रोग, यकृत अन्तड़ियों के रोग की सफल दवा है, मात्रा 2 माशे।

जिगर बढ़ने पर चमत्कारी योग

लोहे का बुरादा 3 तोले, शोरा का तेजाब 9 तोले, जल 1 तोला आग पर

इतनी देर तक रखे कि लोहा चून जैसा तेजाब में पूरी तरह घुल जाये। घुलने के बाद दस तोले जल में डाल दो। बस दवा तैयार है और इसे बोतल में भरें, ये दवा शरीर में नया व ताजा खून पैदा करती है, इसके सेवन से चेहरा लाल हो जाता है, शरीर का वजन बढ़ जाता है, आमाशय, जिगर, यकृत, अन्तड़ी को ताकत पहुंचाता है, 5 बूंद दवा 1 या 2 तोला जल में मिलाकर रोज दो बार दें इससे पहले कब्ज को दूर कर दो। खुश्क करें, प्रथम दोनों चीज पीसें फिर भावना दें । खुश्क कर दो सरबों में रख मुख मुंद कर पांच सेर उपलों में फूंक दो। मात्रा 1 रत्ती एक दिन में तीन बार मलेरिया ज्वर में गुलाबजल या बनपसा शर्बत के साथ दें, बच्चे को आधी खुराक छोटे को चौथाई मात्रा में दें, इससे विषमज्वर दूर होगा बवासीर बादी में तीन रत्ती भस्म दही की मलाई के साथ दें, प्रमेह में सालम मिश्री के साथ मलाई में दें, प्रदर में मलाई के साथ, मात्रा 3-3 रत्ती सुबह शाम, स्तम्भन में चार रत्ती शहद बट के दूध के साथ तीसरे पहर में गऊ के दूध के साथ दें।

ये गोली कब्ज, खांसी श्वास में चार रत्ती शहद के साथ लें खुश्की में लौनी मक्खन के साथ दें, बच्चों को चावल न दें। ज्वर खांसी में बच्चे को शहद के साथ दें, काली खांसी में 2 रत्ती, 6 इलायची मिश्री के साथ दें। बालक को गुरदे के दर्द में खरबूजे की ठन्डाई के साथ दो, दर्द नष्ट होगा, खूनी दस्त में अनार के पानी के साथ दो। पांडू रोग में मठा के साथ नकसीर में दही की मलाई के साथ, मासिक धर्म की अधिकता में दूध में लोहा गरम कर बुझायें, दूध के साथ या चावल धोए पानी में शहद मिलाकर दो।

पाचन सुधा चूर्ण

दो छटांक भुना धनिया, दो छटांक पिसा नमक, दो तोला नौसादर, 1 तोला काली मिर्च, दो माशे हींग, दो तोला गन्धक के तेजाब में मिला लोहे की कढ़ाई में कूट पीस पांचों चीजों का मिलाने के बाद बोतल में भरके मजबूत करके लगाओ, तीन रोज के बाद प्रयोग करें, मात्रा 1 माशा गरम पानी के साथ, अफरा, उदर शूल वायुगोला पीड़ा, मन्दाग्नि, अरुचि विसूचिका वगैरह समाप्त करती है।

रामबाण चूर्ण

काली मिर्च 1 तोला, सेंधा नमक 1 तोला, बड़ी इलायची 1 तोला, नौसादर 3 माशे, जवारखार 3 माशे, टाटरी तीन माशे, इमली का जल डाल पीस छानकर तैयार करें, थोड़ा खांसी, कब्ज बदहजमी, पेट का दर्द दूर करेगा।

पाचन क्षुधा चूर्ण गोली

यह गोली वात नाशक, पाचक है, विधि—पांचों नमक—सेंधा, सामर, काला, कबिया, रेही, इन्द्रायण, बड़ी हरण, बहेड़े का बक्कर आंवला, सौंफ, अजवाइन ये सब 3-3 माशे काला सफेद जीरा सौंठ, काली मिर्च, पीपल सुहागा, नौसादर सनाय हर एक 3 से 6 माशे दें, भुनी हींग लें, 1 माशे, सबको कूट—छान 24 नींबू के रस में घोट झरबेरिया बेर के समान गोली बनाओ, अनुपात से बहुत गुण करता है।

पाचक हींग वटी

ये गोली तिल्ली, अफरा दूर कर भूख बढ़ाती है, सौंठ भुनी सुहागा का फूला बड़ी हरड़ का बक्ल, सेंधा नमक, हींग प्रत्येक एक—एक भाग लो सबको कूट छान सहजने के पत्तों के रस में झरबेरिया के बेर जैसी गोली बनाकर प्रयोग में लीजिए।

साधु का योग

एक पाव बारीक लोह चूर्ण, 1 पाव पीली कौड़ी, एक छटांक नौसादर ठीकरी का लें, 1 सेर नींबू का रस किसी मिट्टी के चिकने बरतन में भून ऊपर से मुलतानी माटी से मुख मुद्वा करें। दो दिन तेज धूप में रखें फिर एक माह जिस जगह धूप पड़े वहां की जमीन में गाड़ दो और एक महीने बाद निकाल लो।

आबर पर एक सेर पानी में दो बार उबाल लगा इस पानी को दवा में मिलाकर कपड़े में छानकर बोतल में भर लें और उस में डाट लगाकर रख दें, बस दवा तैयार है, मात्रा एक छोटी चम्मच दिन में दो या तीन बार, खून की कमी, पीलिया, पांडु जिगर, तिल्ली, पेट दर्द, अफरा, मन्दाग्नि, बदहजमी, उदर रोग की रामबाण दवा है।

जिगर पेट दर्द अफारा कब्ज की दवा

नमक 21 तोले, नौसादर 2 तोले, खाने का सोडा दो तोले, हीरा कसीस 6 माशे, काला नमक 6 माशे, गन्धक का तेजाब 1 माशा, एक बड़ी बोतल जिसमें दस छटांक पानी आ जाये। पानी में नौसादर कसीस नमक को पृथक—पृथक कर बोतल में पानी में मिला दें, बोतल बारह छटांक पानी के तादाद की हो, मात्रा 1 तोला प्रातः और 1 तोला शाम, इससे जिगर तिल्ली दर्द, पेट का अफारा, कब्ज, मन्दाग्नि, वायुगोला समस्त नष्ट होकर दस्त साफ आता है।

आवं लोहू खूनी पेचिस पर चटनी

बेर के पेड़ की जड़, छाल और तिल सिल पर जल में पीस दोनों को ताजे दूध में शहद मिलाकर चटनी की तरह चाटने के बाद ऊपर से दूध में शहद मिलाकर उसे पिवें खूनी दस्त बन्द हो जायेंगे, इसकी मात्रा एक तोला है। आधा पाव दुग्ध में 1 तोले शहद डालें, दोनों वक्त दो या तीन रोज में खूनी दस्त बन्द हो जायेंगे, ये अनुभूत योग शारंगधर का है जो बहुत अनुपम है।

पेट के कीड़ों को नष्ट करने की चटनी

निसोत ढाक का बीज, खुरासानी, अजवायन, कबीला बायविडंग को समान भाग लेकर चटनी करें मात्रा—सबकी एक तोला ताजा पानी के साथ चाटें, ऊपर से छाझ पीयें, सभी पेट के कीड़ें निश्चित मर जाते हैं, बच्चों की मात्रा 6 माशे, छोटे बच्चों की मात्रा 3 माशा है, यह अनुभूत योग है।

पेट दर्द पर पंचरस चटनी

सौंठ, छोटी हरड़, पीपर, निसोथ, काला नमक। इन सब को कूट छान गरम पानी के साथ भोजन के साथ लेने से पेट का शूल, फूलना, मन्दाग्नि, बवासीर, आमवात समाप्त होती है। मात्रा 1 तोला दें।

❑❑❑

दर्द

सिर का दर्द

1. रीठे की छाल को पानी में काफी देर तक मलें, झाग आने के बाद उसी पानी को गर्म सुहाता हुआ 2-3 बूंद नाक में टपकाने से सिर का दर्द ठीक हो जाता है।

2. ताजा पोदीने के रस की मस्तक पर मालिश करने से सिर का दर्द मिट जाता है।

3. मदार की जड़ पीसकर सूंघने–से सिर का दर्द दूर हो जाता है।

4. पहले कनेर की पत्ती सुखा लें। उसे पीसकर सूंघने से सिर–दर्द दूर हो जाता है।

5. सिर पर मजीठ बांधने से भी सिर का दर्द मिट जाता है।

6. जमालघोटा पीसकर सिर पर मलने से सिर का दर्द तत्काल दूर हो जाता है।

7. एक बादाम की गिरी को सरसों के तेल में पीसकर मलने से सिर का दर्द नहीं रहता।

8. गर्दन व सिर के पीछे के भाग में सरसों के तेल की हल्की मालिश करने से भी सिर का दर्द दूर होता हैं।

9. घी में केसर को भूनकर सूंघने से भी लाभ होता है।

10. चूना, नौसादर, और पानी को किसी रंगीन शीशी में भरकर हिलाने से जो गैस बन जाती है, उसे सूंघने से तेज़ सिर–दर्द भी मिट जाता है।

11. मुचकुंद के फूलों को पीसकर मस्तक पर लेप करने से सिर का दर्द ठीक हो जाता है।

12. सीप और नौसादर का चूर्ण समान भाग लेकर सूंघने से सिर का दर्द मिटता है।

13. सूर्योदय के समय पन्द्रह दिन तक लगातार शक्कर मिले दूध को नासिका द्वारा पीने से सिर–दर्द फिर कभी नहीं होता।

14. शुद्ध चन्दन के इत्र को मस्तक पर मलने से भी दर्द जाता रहता है।

15. ग्वारपाठे (घीया–कुमारी) के रस में गेंहू के आटे को छानकर दो लोइयां बना लें, फिर उन्हें हल्की आग में सेंककर हाथ से दवा दें और देसी घी में डुबोकर रख दें। प्रातः सूर्योदय से पूर्व इन्हें खाकर सो जायें। 5-7 दिन के सेवन से पुराने–से–पुराना विकट सिर–दर्द भी दूर हो जायेगा।

16. नींबू की पत्तियों को पीसकर उसका रस निकाल लें और उसे नाक से सूंघें। जिस व्यक्ति के सदा सिर–दर्द बना रहता है, उसे भी इससे शीघ्र आराम होता है।

17. छोटी पीपल डेढ़ ग्राम को बारीक पीसकर शहद में मिलाकर चाटने 2 मिनट में ही दर्द जाता रहता है।

18. अरीठा की गिरी सुंघाने से तीव्र दर्द भी तत्काल शान्त हो जाता है।

19. 4 रत्ती से 1 माशा तक सत्यानाशी की जड़ की छाल को पीसकर रख लें। पानी के साथ सेवन करने से सिर के सभी रोग भाग जाते हैं।

20. मदार के पत्तों का रस 2-2 बूंद दोनों नथुनों में टपकाने से पुराने–से–पुराना सिर दर्द भी दूर हो जाता है।

21. छोटी इलायची के दानों को पीसकर नाक में फूंकें–इस क्रिया से छींके आकर सिर का दर्द मिट जाता है।

22. आकाश–बेल 6 ग्राम प्रतिदिन पानी में घोंटकर 10 दिन तक पीने से सिर का दर्द मिट जाता है।

23. सागोन की लकड़ी को पानी में घिस कर माथे पर लेप करने से सिर–दर्द नहीं रहता।

24. मुचकन्द के फूल को कांजी में पीसकर लेप करने से सिर–दर्द तुरन्त दूर हो जाता है।

25. जायफल की नस्य लेना भी लाभदायक है।

26. अरण्ड की जड़, कायफल और काली मिर्च–इन्हें एक भार में लेकर, पानी के साथ सिल पर पीसकर गरम कर लें। तत्पश्चात सिर पर लेप करें। इस से हर प्रकार का सिर का दर्द ठीक हो जाता है।

आधासीसी का दर्द

1. घी और केसर को एक साथ पीसकर सूंघने से आधासीसी का दर्द दूर हो जाता है।

2. काली मिर्च को घी में घिसकर नाक में 2-3 बूंद टपकाने से आधासीसी का दर्द मिट जाता है।

3. हींग का पानी बनाकर सूंघना भी लाभदायक होता है।

4. कपूर और पेठा मिलाकर खाने से आधासीसी का दर्द दूर हो जाता है।

5. हुरहुर के पत्तों के साथ इनके बीज़ मिलाकर कूटें, तथा इस रस को मस्तक पर लगाने से आधासीसी के दर्द में राहत पहुंचती है।

6. दो–तीन बूंद नारियल का पानी नाक में टपकाने से भी इस दर्द में बहुत लाभदायक है।

7. घी और गुड़ मिलाकर पीने से आधासीसी का दर्द दूर हो जाता है।

8. केसर 2 ग्राम, बादाम की गिरी 1, चन्दनचूरा 1 ग्राम, कपूर 1 ग्राम, इन सबको गाय के घी में घोंटकर सूंघने से आधासीसी का दर्द बन्द हो जाता है।

9. खसखस 6 ग्राम, धनिया 3 ग्राम, काली मिर्च 2 नग, इन्हें ठण्डाई की भांति घोंटकर सूर्योदय से पूर्व रोगी को पिलाने से 3-4 दिन में ही पुराना आधासीसी का दर्द मिट जाता है।

10. सिर के जिस तरफ दर्द हो, उसी तरफ के नथुनों में 10 बूंद सरसों का तेल टपकायें। 4-5 दिन में यह रोग जड़ से ही मिट जायेगा।

11. प्रातः और सांय गाय का ताजा घी दो–चार बूंद नाक में टपकाने अथवा सूंघते रहने से आधासीसी के दर्द का समूल ही नाश हो जाता है। यदि नाक से खून भी गिरता होगा, तो वह भी ठीक हो जायेगा।

बुखार, नजला, कफ, खांसी और जुकाम में होने वाला सिर का दर्द

1. अकरकरा को दांतों के बीच दबाने से जुकाम में होने वाला सिर–दर्द दूर हो जाता है।

2. काली मिर्च और बताशे का क्वाथ बनाकर पीने से शरीर दर्द, जुकाम खांसी, ज्वर व सिर–दर्द मिट जाता है।

3. पीपल, पीपलामूल, चव्य, चीता तथा सोंठ का क्वाथ बनाकर पीने से हर किस्म का दर्द दूर हो जाता है।

4. क़फ–विकार के कारण होने वाले सिर–दर्द में तुलसी और अड़से का रस निकालकर नस्य देने से लाभ होता है।

कुछ अन्य औषधियाँ

1. त्रिफला और मिश्री को घी में मिलाकर खाने से सिर की पीड़ा समाप्त हो जाती है।

2. गाजर के पत्तों में शुद्ध घी लगाकर गरम करें, इन्हीं पत्तों के गरम–रस 2-3 बूंद कान तथा नाक में डालें। छीकें आते ही सिर की पीड़ा मिट जाती है।

3. कोवल्ली के बीजों का रस निकालकर 2-3 बूंद कान में टपकाने से लाभ होता है।

4. नमक और सनाय का चूर्ण मिलाकर जल के साथ देने से सिर की पीड़ा खत्म होती है।

5. इमली को पानी में भिगोकर छान लें, इसमें थोड़ी शक्कर मिलाकर पीने से सिर की पीड़ा शान्त होती है।

6. मिश्री, घी, मुलहठी को घोट पीसकर सुंघाना लाभदायक है।

7. धनिया और आंवला समान भाग लेकर रात को भिगो दें। सुबह छानकर और उसमें मिश्री मिलाकर पियें। इससे लाभ होगा।

बदन का दर्द

लहसुन की एक गठिया लेकर उसकी चार फलियां छीलकर 30 ग्राम सरसों के तेल में डाल दें। उसमें 2 ग्राम (आधा चम्मच), अजवायन के दाने डालकर धीमी–धीमी आंच पर पकायें। लहसुन और अजवायन काली पड़ जाने पर तेल उतार कर थोड़ा ठण्डा कर छान लें। इस सुहाते–सुहाते गरम तेल की मालिश करने से हर किस्म का बदन का दर्द दूर हो जाता है।

कमर का दर्द

1. कमर दर्द, घुटनों का दर्द और गठिया में नित्य प्रायः खाली पेट तीन–चार अखरोट की गिरियों को अच्छी तरह चबाकर खाने से बहुत लाभ होता है। दो सप्ताह नियमित रूप से लें।

2. रात्रि में 60 ग्राम गेंहू के दाने पानी में भिगो दें। प्रातः इन भीगे हुए गेंहू के साथ 30 ग्राम खसखस तथा 30 ग्राम धनिया की मींगी मिलाकर बारीक पीस लें, जो एक चटनी के समान बन जायेगी। इस चटनी को दूध में पका लें। इसे 5 ग्राम की मात्रा में दो सप्ताह तक खाने से कमर–दर्द समाप्त होकर शक्ति की उत्पत्ति होती है। पाचन–शक्ति की कमज़ोरी भी इससे घटती है।

3. खसखस और मिश्री को समान भार में लेकर कूटपीस कर चूर्ण बनाने के बाद इसे दो चम्मच (5 ग्राम) रोज़ाना प्रातः और सायं खाने से और ऊपर से दूध पी लें।

पेशाब में दर्द सुजाक

शुद्ध कलमीशोरा 1 सेर, शुद्ध मुल्तानी मिट्टी 20 तोले, वंशलोचन शुद्ध 5 तोले अलग पीसकर लोहे की कढ़ाई में धीरे–धीरे आग पर रखकर रगड़ते रहो।

पेशाब बन्द होना मूत्र मार्ग में पीव पड़ जाना, पेशाब में जलन होना जैसे रोग दूर कर गुरदा दर्द में लाभ देता है, मूत्राशय और वृक्क पथरी को पकड़कर पेशाब के साथ निकाल देता है, यह साधारण दवा है।

वायुगोला के दर्द की शर्तिया दवा

आव के दो पत्ते चुबे हुए लेकर 2 तोले, नौसादर 2 तोले पीस झरबेरी के बेर समान गोली बना गरम पानी के साथ खाने से वायुगोला का दर्द शीघ्र दूर होगा।

वात रोग के समस्त दर्द की अचूक दवा

सौरजा मीठी, असगन्ध, सौंठ, अजवायन, खुराशानी, खांड समभाग लेकर कूट–छानकर चूर्ण बनाओ, यह दवा वायु के दर्द में बहुत लाभ करती है, 2 माशे गरम जल में रोज सुबह–शाम लीजिए।

घुटनों का दर्द

1. प्रातः काल मेथी दाना के बारीक चूर्ण की एक चम्मच की मात्रा से पानी के साथ फंकी लगाने से घुटनों का दर्द खत्म हो जाता है। बुढ़ापे के कारण होने वाले घुटनों के दर्द में यह विशेष उपयोगी है। दर्द के अलावा यह स्नायु–रोग, बहुमूत्र, सूखा रोग, व खून आदि की कमी में बहुत उपयोगी है।

2. प्रातः भूखे पेट तीन–चार अखरोट की गिरी खाने से भी घुटनों का दर्द जाता रहता है।

3. नारियल की गिरी खाते रहना भी घुटनों के दर्द को खत्म कर देता है।

4. अरण्ड के पत्ते और मेंहदी पीस कर लेप करने से घुटनों का दर्द दूर हो जाता है।

5. 6 ग्राम केवच के बीजों को दही या दूध के साथ चौदह दिन तक खाने से घुटनों का दर्द मिट जाता है।

6. सूखे आवलों को कूट पीसकर दोगुनी मात्रा में गुड़ मिलाकर बड़े बेर के आकार में गोलियां बनाकर रोज़ाना 3 गोलियां पानी के साथ लेने से घुटनों का दर्द मिट जाता है।

7. आक का पत्ता गरम करके बांधने से घुटनों का दर्द मिट जाता है। पहले घुटनों पर तेल चुपड़ लें।

गठिया

1. गठिया–रोग में तगर का सेवन बहुत लाभदायक है।

2. गोरखमुण्डी और लौंग के चूर्ण की मालिश करने से गठिया दूर हो जाती है।

3. नागकेसर के बीजों के तेल की मालिश करने से गठिया दूर हो जाती है।

4. फालसे की जड़ का क्वाथ बनाकर पिलाने से गठिया शेष नहीं रहती है।

5. असगंध के पचांग का रस 25 ग्राम से 50 ग्राम तक पीने से गठिया मिट जाती है।

6. पाताल गरुड़ी (छिरंटा) की ताजी जड़ के अढ़ाई छटांक काढ़े में अढ़ाई छटांक बकरी का दूध मिलाकर, ऊपर से काली मिर्च का चूर्ण डालकर प्रातः काल पान से खाने पर पुराने–से–पुराना गठिया–रोग दूर हो जाता है।

7. कुलिंजन को रीठा के पत्तों के साथ औटाकर पीने से गठिया–रोग दूर हो जाता है।

8. कसूंबा के बीजों के तेल की मालिश करने से गठिया का रोग मिट जाता है।

9. उड़द को अरण्ड की छाल के साथ औटाकर सेवन करने से गठिया दूर हो जाता है।

10. टमाटरों का अधिक सेवन भी गठिया के लिए लाभकारी है।

11. राई का तेल और प्याज का रस समान भाग मिलाकर मालिश करने से गठिया दूर होती है।

12. कच्चे करेले के रस को गरम करके मालिश करने से गठिया दूर हो जाता है।

13. महुए की छाल को पीसकर गरम करके लेप करने से गठिया का दर्द दूर हो जाता है।

14. पीलू के पत्तों पर तेल चुपड़ कर, गरम करके घुटनों पर बांधने से गठिया का दर्द बन्द हो जाता है।

15. नागौरी असगन्ध की जड़ और खाण्ड दोनों समभाग लेकर कूट–पीसकर और कपड़े से छानकर बारीक चूर्ण बना लें और किसी कांच के बर्तन में रख लें। रोज़ाना प्रातः–सायं 6 ग्राम चूर्ण गरम दूध से सेवन करें। गठिया–रोग के कारण जिस रोगी ने खाट पकड़ ली हो, इससे वह भी स्वस्थ हो जाता है।

जोड़ों का दर्द

● 5 ग्राम शक्कर में मिलावा के तेल की बूंद के अर्क टपकाकर उसकी मक्का के दाने जितनी गोलियां बना लें। उन्हें सुबह शाम एक–एक गिलास गर्म पानी से लेने से हर प्रकार का दर्द ठीक हो जाएगा।

● देवदास का 1 ग्राम चूर्ण सुबह शाम शहद में मिलाकर सेवन करने से दर्द भागता है।

❑❑❑

शहद

● शहद को अदरक, पाल, तुलसी के रस में या मुलहटी चूर्ण के साथ दिन में तीन–चार बार चाटने से कफ निकल जाता है।

● प्याज का रस और शहद समान मात्रा (5-5 मि.लि.) में मिला कर चाटने से कफ निकल जाता है। छाती में जमा कफ शहद से आसानी से बाहर निकलता है, जिससे दमा व खांसी के रोगी को आराम मिलता है।

● शहद को पानी में घोल कर एनीमा लेने से पुराने कब्ज के रोगी को जल्द लाभ होता है।

● आंतों की बिगड़ी हुई दशा को सुधारने, आंत में जमे विजातीय द्रव्यों को दूर करने तथा कृमियों को नष्ट करने में शहद असरकारक होता है।

● ठंडे पानी में शह़द मिला कर (एक गिलास पानी में 3-3 चम्मच शहद) सेवन करने से त्वचा का रंग साफ़ होता है तथा चेहरे पर लालिमा एवं कान्ति आ जाती है।

● शहद का नियमित सेवन करने से नेत्र की ज्योति बढ़ती है एवं नेत्र स्वच्छ, चमकीले एवं रसीले बनते हैं। यदि काश्मीर का बना पद्म मधु मिल जाए तो इसे नित्य काजल के समान आंखों में लगाने से आंखों के सारे दोष मिट जाते हैं।

● बादाम के एक दाने को पानी में भिगो कर उसे घिस कर उसके लेप को ठंडे दूध के एक गिलास में घोल कर उसमें एक चम्मच शहद मिलाकर घूंट–घूंट कर पीने से दिमाग़ी ताकत, शरीर पुष्टि एवं सुडौलता तथा बल–वीर्य आदि में वृद्धि होती है।

● जुकाम और कफ के कारण यदि टांसिल बढ़ गया हो तो शहद में जल मिलाकर कुल्ला करने से तुरंत लाभ मिलता है।

● शरीर आग की लपट से झुलस जाए तो तुरंत शहद लेकर शरीर के

जले हुए अंग को नीचे से ऊपर की ओर लगाइए, रगड़िए नहीं, इस प्रयोग से चमड़ी पर जलन नहीं होती है तथा शरीर पर काले दाग़ भी नहीं पड़ते।

● 1 ½ चम्मच शहद और आधा चम्मच गन्ने का रस लेने से चर्म रोग ठीक हो जाता है।

● शहद को दूध में डालकर पीने से शरीर की झुर्रियां गायब हो जाती हैं।

● शहद और बादाम मिलाकर खाने से प्रसूति के बाद उत्पन्न विकारों से बचा जा सकता है।

● 20 ग्राम शहद में समान मात्रा में ताज़े आवंलों का रस मिला कर पीने से पेट के सभी विकार नष्ट हो जाते हैं।

शहद की शुद्धता की जांच

प्रायः यह देखा जाता है कि शहद में अनेक प्रकार की मिलावटें की जाती हैं, अतः प्रभावी लाभ पाने के लिए अच्छी कम्पनी का शहद विश्वासी दुकान से लें। वैसे निम्न उपाय द्वारा आप शहद की शुद्धता की जांच कर सकते हैं।

● शुद्ध शहद ठंड में जम जाता है, गर्मी में पिघल जाता है तथा सुगंधित होता है। शीशी से प्लेट में धारबंद शहद प्लेट में टपकाने से सांप की कुंडली जैसा बन जाता है।

● शुद्ध शहद पारदर्शी होता है, शुद्ध शहद की एक बूंद प्लेट या लकड़ी पर टपका कर दियासलाई की जलती तीली से स्पर्श करने पर यह जलने लगता है।

● पानी से भरे गिलास में शुद्ध शहद को बूंद–बूंद कर टपकाने से बूंद सीधे नीचे तल में जाकर बैठ जाती है।

❑❑❑

विभिन्न तेल

बवासीर नाशक तेल

हीरा कसीस, कलयारी कूट, सोंठ, पीपर, सेंधा नमक, मनसिल, सफेद कनेर, वायविडंग, चीते की छाल, कड़सादन्ती, कड़वी तोरई के बीज, चौक हरताल 1-1 तोला लें, कुल्ली कर जल से पीस तिल के एक सेर तेल में दें। थूहर का दूध, आक का दूध, 2-2 पल लें, तेल से चौगुना गाय का मूत्र लेकर तेल में मिला और चूल्हे पर चढ़ा प्रथम तेल को गरम होने तक धीमी–धीमी

आग से पकाओ, तेल ही शेष रहने पर छानकर शीशियों में भरें और बवासीर के मस्सों पर लगाने से वे उखड़ जाते हैं, गुदा की नली में नुकसान नहीं होता, ये रामबाण औषधि है।

कान के रोग पर क्षार तेल

मूली का रस, अदरक का रस, पांचों नमक—सेंधा, सामर, विड सामर, ऊसर का सादा नमक, हींग सहजने की छाल, सौंठ, देवदारू, सौंफ, बचरसोत, पीपलामूल, नागरमोथा। सत्रह दवाओं को एक एक तोला से कल्ककर कल्क से चौगुना तिल का तेल, तिल के तेल से चौगुने केले के कन्द का रस, बिजारे का रस (मधयुक्त) लेकर कढ़ाई में डाल तेल को चूल्हे पर सिद्ध करें। तेल शेष रहने पर उतारकर छानकर बोतल में भरें (मधुसूक्त की तादाद) कागजी नींबू का रस दो सेर, एक कड़वे शहर पीपर का चूर्ण एक पल बरतन में बन्द कर मिट्‌टी से लेप यानी मुखमुद्रा कर अनाज में दबाओ। 15 दिन तक इसको मधुयुक्त कहते हैं, कान से पीव, राध का बहना, कर्ण नाद—कान में आवाज होना कर्ण शूल—कान का भंयकर दर्द, कर्णवंधिता—ऊंचा सुनना बहरापन आदि समस्त रोग नष्ट होते हैं, इसे ही मुख के रोगों पर लगाने से फौरन फायदा होता, जैसे दाढ़—दांत का दर्द दन्त कीड़ा और पायरिया आदि।

फालिस 'लक्वा' पर तेल

सफेद कन्नेर की जड़ का छिलका, सफेद चिरमिटी की छाल और काले धतूरे की पत्तियाँ 1-1 तोले लो, सबको कूट छान टिकिया बनाकर जल द्वारा तिल और अफीम का तेल, गोले का तेल इनमें से 1 पाव लेकर टिकिया बनाकर पकाओ जब वे तेल में जल जायें पीस लें और जब गोंद नीचे बैठ जाये लकवा से पीड़ित अंग पर मलें, इस तेल की मालिश से मूत्रेन्द्रिय भी मजबूत होती है।

समस्त दर्द में आजमाया तेल

अमरबेल 1 पाव, धतूरे के पत्ते 1 पाव, हुलहुल के बीज 1 छंटाक, आक के पत्ता 1 पाव, आमिया हल्दी एक पाव, कटनी दो छटांक, मुरदासन दो छंटाक, नीलाथोथा दो छटांक इन सबको लेकर घड़े में भर, घड़े के चार छेद द्वारा पातालयन्त्र विधि से तेल निकालो, उस तेल में एक तोला दवा का तेल मिलाकर गरम करके मालिश करने से गठिया, वायु रोग, वायु सन्ना, बात आम, बात कमर दर्द, पसलियों का दर्द, निमोनिया का दर्द और सोत रोग (सूजन) की बढ़िया औषधि है।

❑❑❑

कुछ महत्वपूर्ण घरेलू उपचार

मेथी को पानी में औटा कर उस पानी से कुल्ले करने से दांत का दर्द ठीक हो जाता है।

कान में दर्द होने पर गुलाब का असली इत्र 1-2 बूंद डाल दें।

अदरक का रस शहद में मिलाकर लगाने से दांत का दर्द दूर हो जाता है।

कान में दर्द होने पर सुदर्शन के पत्तों का रस या सरसों का तेल गुनगुना करके कान में डालें।

—खांसी होने पर अदरक का अर्क शहद में बराबर मात्रा में मिलाकर दिन में 2-3 बार लें।

मुहांसे होने पर रात्रि को सोते समय काली मिर्च पीसकर लगायें।

पेट में दर्द होने पर अजवायन का सेवन करें।

घी में बादाम घिसकर माथे पर लगाने से सिरदर्द दूर हो जाता है।

लौंग का तेल सूंघने से सर्दी–जुकाम में लाभ होता है।

गरम दूध में थोड़ी–सी हल्दी डालकर उबालकर पीने से कब्ज दूर हो जाता है।

सर्दी मे नाक की रुकावट होने पर कपूर की पोटली सूंघें।

हिचकी आने पर सूखे नींबू को जलाकर शहद के साथ धीरे–धीरे चाटिये।

पीपल के पत्तों का रस शुद्ध शहद में मिलाकर सुबह–शाम लेने से जुकाम 2-3 दिन में ठीक हो जाता है।

—जल जाने पर, घाव पर कच्चा आलू पीसकर लगायें।

—राई का चुटकी भर चूर्ण शहद में मिलाकर सुबह और शाम खाने से सर्दी कम हो जाती है।

—जब कभी पेट में जहर चला जाता है, तब राई का एक ग्राम चूर्ण ठंडे पानी में मिलाकर पीने से उल्टी हो जाती है और जहर बाहर निकल आता है।

—लकवे के रोगी के लिए राई के तेल की मालिश लाभदायक है।

—एक ग्राम राई का चूर्ण दो ग्राम घी में रगड़कर दाद पर लगाने से ठीक हो जाता है।

—राई का चूर्ण जोड़ों पर मलने से गठिया के रोगी का दर्द कम हो जाता है।

—बच्चे के पेट में कीड़े हो गये हों, तो मां के दूध में राई पीसकर बच्चे की नाभि के आसपास लेप करें। सूखने के बाद धो डालिए बच्चे को आराम मिलेगा।

—गाय के एक साल पुराने घी में राई घिसकर सिर पर लगाने से सिर दर्द दूर हो जाता है।

—प्रसूति में तकलीफ हो रही हो तो पेडू (नाभि और उपस्थ के बीच के भाग) का चूर्ण मलिए प्रसूति सुलभ हो जायेगी।

—पके जामुन के रस का शरबत पीने से पेट की पीड़ा दूर होती है।

—यदि आपके सिर में जुएं पड़ गयी हैं, तो शरीफे को बारीक पीसकर सिर में लगाना चाहिए और रात को सोते समय एक मोटा कपड़ा सिर में कसकर बांधकर सोने से सिर की सब जुएं मर जाती हैं। इसका प्रयोग करते समय इस बात पर ध्यान रखना चाहिए कि यह दवा आंखों में न लगने पाये, क्योंकि यह आंखों को नुकसान पहुंचाती है।

—विषाबिल के पत्तों को पीसकर गर्म–गर्म बांधने से हड्डियों की पीड़ा बहुत जल्द ठीक हो जाती है।

—शरीर में शीत पित्त की अधिकता होने पर चिरौंजी को दूध में पीसकर उसकी मालिश करने से बड़ा लाभ होता है।

—बालों को दही के पानी से धोने से बालों की जड़ें मजबूत हो जाती हैं, तथा बाल बढ़ने लगते हैं।

—प्याज खाने से लू नहीं लगती और आम का पन्ना पीने से लू का असर दूर हो जाता है।

—बैंगन छीलकर घी और दही के साथ पकाकर रात में खाने से अच्छी नींद आती है।

—मीठा नींबू बेहोशी और मलेरिया के ज्वर में खाने से बहुत फ़ायदा होता है।

—बच्चों के अक्सर कान बहा करते हैं। ऐसी हालत में माता को चाहिए कि वे अपने दूध में लौंग पीसकर बच्चों के कान में डालें, इससे लाभ होता है।

—लू लग जाने पर प्याज के रस से कनपटी और छाती पर मालिश करने से शीघ्र लाभ होता है।

—मदार के फूल को सेंधा नमक के साथ गोली बनाकर देने से पेट का दर्द दूर हो जाता है।

—लौंग या बादाम घी में घिसकर लगाने से कनपटी का दर्द दूर हो जाता है।

—पानी में अधिक चलने–फिरने से जिनके पैर फट जाते हैं, रात को सोते समय कड़वा तेल लगाकर ऊपर से पिसी हुई हल्दी बुरक दें।

—बन्सलोचन पीसकर शहद के साथ चटाने से बच्चों की खांसी चली जाती है।

—नीम की कोमल पत्तियां पीसकर मट्ठे की तरह मथने से उठे हुए झाग को शरीर पर मलने से जलन शान्त हो जाती है।

—शरीर में जलन होने पर शरीफे को रात में ओस में रख देना चाहिए। सवेरे उठकर उसे खा लेने से जलन शान्त हो जाती है।

—कैथे के गूदे में सोंठ, काली मिर्च और पीपल का चूर्ण शहद और चीनी के साथ मिलाकर पीने से अजीर्ण दूर होता है।

—तेंदू के फलों को सूखा छिलका चिलम में भरकर पीने से श्वास के रोगियों को लाभ होता है।

—जिन बच्चों को शीतला निकलती है, उनके शरीर से बहुत दिनों तक उनकी गर्मी निकल नहीं पाती, ऐसी अवस्था में गूलरों का रस निकालकर और उसमें मिश्री मिलाकर पिलाना चाहिए।

—बेल, सोंठ और जायफल का काढ़ा बनाकर पीने से विशू–चिका रोग दूर होता हैं।

—एक कटोरी में तिल का तेल उबालें, जब उबलने लगे, तो उसमें लहसुन के जवे (4 बड़े चम्मच तेल में 10 जवे लहसुन) डाल दें, लहसुन के टुकड़े काले पड़ने तक तेल को पकने दें। अब तेल को नीचे उतार लें। ठंडा होने पर लहसुन के टुकड़े निकाल दें और तेल को शीशी में भरकर कार्क लगाकर रख लें। कान का दर्द होने पर तेल को चम्मच में गर्म करके 2 या 3 बूंद कान में डालने से लाभ होगा।

—आक (संस्कृत मे अर्क, गुजराती में आकड़ा) के 5 पत्तों को साफ करके टुकड़े कर लें और 50 ग्राम तिल के तेल को पका कर उसमें पत्ते मंद आंच पर काले पड़ने तक पकायें। इस तेल को भी गर्म करके कान में डालने से दर्द शांत होगा।

—कान में खुजली हो तो 10 ग्राम हरे नीम के पत्ते 50 ग्राम तिल के तेल में इसी तरह काले करके कान में डालने पर खुजली, एग्जिमा, कान की फुंसी और कान से पीप बहना ठीक हो जाता है। यदि नीम के पत्तों के साथ चमेली के पत्ते भी तेल में पका दिये जायें तो गुण और भी बढ़ जाता है।

—यदि आपके कान में किसी प्रकार की खुश्की अथवा गन्दगी हो तो कान में बादामरोगन डालें। यदि दांत में दर्द है तो दर्द वाले दांत में लौंग के तेल का फाया रखें तो पीड़ा कम हो जायेगी।

—ताजे नींबू के रस को भली प्रकार छानकर दो–तीन बूंदें नित्य आंखों में डालने से मोतिया बिन्द जैसा रोग भी ठीक हो जाता है।

—सूखे आंवले और शिकाकाई समान भाग लेकर तथा कपड़छन कर उससे सिर धोया जाये, तो बाल घने, काले चमकदार एवं मुलायम होंगे।

—यदि आपके बच्चे को गिर पड़ने या फिसल जाने के कारण चोट लग गई हो, रक्त बह रहा हो तो चोट वाली जगह पर रोली भर दीजिए। रक्त निकलना बन्द हो जायेगा और पीड़ा में आराम पहुंचेगा।

—यदि बन्द चोट हो, यानि चोट से रक्त न निकला हो, पीड़ा हो रही हो, तो चोट वाली जगह पर रुई से मिट्टी का तेल चुपड़िए, तत्काल आराम मिलेगा।

—यदि दौड़ते समय आपका बच्चा गिर गया हो और लंगड़ा कर चल रहा हो तो सरसों के तेल व हल्दी के कुनकुने लेप को लगाने के बाद केले का छिलका बांध दीजिए।

—यदि मोच आ गई हो तो नारियल की गिरी को महीन पीसकर उसमें चौथाई भाग हल्दी का चूर्ण मिलाकर, पोटली बांध का आग पर गरम कर मोच पर सेंकिए, रात को सोते समय कुनकुना बांध दीजिए।

—यदि आपके बच्चे के हाथ–पैर में किसी कारण सूजन आ गई हो तो उबाले हुए बथुए का लेप लगाइये। तीन–चार बार लेपन क्रिया से सूजन छूमन्तर हो जाती है।

—जल जाने पर तुरंत शहद लगा देने से फफोले नहीं पड़ते हैं।

—उबली हुई बिना चीनी की चाय की पत्ती को सुखाकर शिकाकाई और आंवले में कूटकर बाल धोने से बाल काले, घने तथा लम्बे होते हैं।

—बहेड़े की गुठली भुजा में बांधने पर चेचक निकलने का भय नहीं रहता है।

—अचानक पानी के छींटे मुंह पर मारने से हिचकी बन्द हो जाती है।

—लोहे का छल्ला उंगली में पहनने से पीछे चमड़ी नहीं पकती है।

—सरसों का तेल नाभि से लगाने से होंठों की खुश्की समाप्त होती है।

—यद्रि किसी स्थान पर चोट लग गयी हो तो उस स्थान पर रुई पर तारपीन लगाने से आराम आ जाता है और दर्द कम हो जाता है।

—सब्जी काटते समय यदि हाथ कट जायें तो उस स्थान पर तारपीन की पट्टी बांध देने से आराम आ जाता है।

❑❑❑

आतशक

यह रोग भी कुछ कम भयंकर नहीं है, क्योंकि यदि समय पर इसका उपचार नहीं हो तो यह कोढ़ रोग की भांति पूरे शरीर पर फैल जाता है। इसलिये इस रोग के बारे में किसी प्रकार का सकोंच न करते हुए यथाशीघ्र उपचार करने की बात सोचें।

उपचार

● कनेर की जड़ पीसकर लेप करने से आतशक रोग के जख्म भर जाते हैं।

● ताजा इन्द्रायन का गूदा पहले 4 ग्राम दूसरे दिन 5 ग्राम तीसरे दिन 7 ग्राम के मक्खन के साथ सेवन करने से आतशंक रोगी 15 दिन में ठीक हो जाता है।

● सूखे अनार की छाल का चूर्ण का लेप तैयार करके आतशक रोगी के जख्मों पर लगाने से रोग ठीक हो जाता है।

● सत्यानाशी की जड़ का छिलका 10 ग्राम, काली मिर्च 5 दाने आधे किलो पानी में उबाल कर छान लें फिर उसमें 40 ग्राम शहद मिलाकर सुबह के समय 1 चम्मच रोगी को खिला देने से 15 दिन के पश्चात् रोगी ठीक हो जाता है।

● आम की छाल का रस बकरी के दूध में मिलाकर आतशक रोगी यदि सेवन करें तो वह शीघ्र ही ठीक हो जाएगा।

धातु रोग

धातु रोग अंदर ही अंदर शरीर को खोखला कर देता है। इसलिये इस के उपचार में ढील न करें।

उपचार

● महुआ के पेड़ की छाल को सुखा लें, फिर उसे कूटपीस कर छान कर चूर्ण बना लें। धातु रोगी को दो ग्राम सुबह दो ग्राम शाम को देने से रोग ठीक हो जाएगा।

● बरगद का दूध बताशे में डालकर हर रोज 15 दिन तक खाने से धातु रोग ठीक हो जाता है।

अंडकोषों का बढ़ना

यह रोग भी काफी कष्टदायक है, कई लोग तो इस रोग के कारण नपुंसक भी हो जाते हैं, कुछ चलने–फिरने, बैठने तक से लाचार हो जाते हैं। इस रोग का उपचार इस प्रकार है–

● चावल के पानी में करन्द की जड़ घिसकर लेप करने से सूखे हुए अंडकोष अपने आप प्राकृतिक रूप में आ जाते हैं।

● अलाव और हल्दी को मिलाकर उन्हें पीस लें इसका लेप बनाकर अंडकोषों पर लगाएं और लेप करने के पश्चात् कंडे की आग पर अंडकोषों की सिकाई करें, कुछ ही दिनों के पश्चात् यह रोग ठीक हो जाएगा।

● आम के पेड़ की गांठ गाय के दूध व मूत्र में घिसकर उसका लेप बढ़े हुए अंडकोषों पर करने से कुछ ही दिनों में रोग से मुक्ती मिलेगी।

❑❑❑

पेशाब में जलन

धूप में, तेज़ गर्मी में काम करने या घूमने और उष्ण प्रकृति के पदार्थों के अति सेवन से मूत्राशय पर गर्मी का प्रभाव होता है। जिससे पेशाब में जलन पड़ने लगती है, पेशाब का रंग पीला हो जाता है और बड़ी जलन तथा पीड़ा के साथ बूंद–बूंद करके पेशाब होती है। कभी–कभी पेशाब में रुकावट भी हो जाती है और ज़ोर लगाने पर थोड़ी–थोड़ी मात्रा में, थोड़ी–थोड़ी देर से पेशाब होती है। इस व्याधि को आयुर्वेद ने 'मूत्र कृच्छ' कहा है।

साम्रगी–कलमी शोरा, बड़ी इलायची के दाने, मलाई रहित ठण्डा किया हुआ दूध, ठण्डा पानी।

विधि–कलमी शोरा और बड़ी इलायची का महीन चूर्ण, समान मात्रा में मिलाकर, शीशी में भर लें। एक भाग दूध और दो भाग ठण्डा पानी एक गिलास में मिला कर फेट लगा लें। इसकी मात्रा 300 मि०ली० होना चाहिए। दूध 100 मि०ली० और पानी 200 मि०ली० मिलाएं।

सेवन विधि और लाभ–चूर्ण का मिश्रण एक चम्मच मात्रा में फांक कर

सुबह 8-9 बजे, दूसरी बार 1-2 बजे और तीसरी बार 5-6 बजे फेंटा हुआ एक गिलास 'दूध–पानी' पीना चाहिए। 2-3 दिन यह प्रयोग करने से पेशाब की जलन और रुकावट दूर होती है तथा पेशाब खुलकर होने लगता है। ज़ोर लगा कर पेशाब करने पर 2-4 बूंद चिकना और सफ़ेद सा पदार्थ भी गिरता है जिसे कुछ लोग अज्ञानवश वीर्य या धात समझ लेते है। यह वीर्य नहीं होता क्योंकि पेशाब और वीर्य एक साथ कभी भी नहीं निकलते। यह अनपचा अन्नांश या फास्फेट्स नामक तत्व होता है। लगातार 40 दिन तक इस प्रयोग को सेवन करने से कुछ दिनों में यह तत्व गिरना बन्द हो जाता है। ग्रीष्म ऋतु में दूध के साथ ठण्डा पानी मिलाना चाहिए और वर्षा या शीत ऋतु में उबाल कर ठण्डा किया हुआ गुनगुना गरम पानी मिलाना चाहिए। इस प्रयोग से मुंह के छाले भी ठीक होते हैं।

आहार-विहार—लाल मिर्च, तेज़ मिर्च मसालेदार पदार्थ, शराब, तम्बाकू, चाय तथा उष्ण प्रकृति के पदार्थों का सेवन बन्द करके शीतल पेय, ठण्डाई, फलों का रस, पतला सत्तु, हरी ककड़ी, सन्तरा, मीठे अंगूर, तरबूज, नींबू की मीठी शिकंजी आदि तरावटयुक्त खाद्य और पेय आहार लेना चाहिए।

पेशाब रुक जाना

पेशाब का बन्द हो जाना, जिन लोगों का पेशाब रुक जाता है समझ लों उनकी मृत्यु का समय अब कुछ भी दूर नहीं रहा इसलिये इस रोग को साधारण रोग न समझें आओ इस रोग के उपचार को जानें।

रोग के लक्षण

पेशाब करते समय जलन होती है।
पेशाब बार–बार आता हो।
पेशाब रुक–रुक कर आता हो।

जिन लोगों को पेशाब जलन के साथ आता हो उन्हें मूली के बीज ३ ग्राम पानी में पीसकर उनमें मिश्री मिलाकर सेवन करने से जलन दूर हो जाती है। एक सप्ताह तक इसका उपचार करना चाहिए।

10 ग्राम चौलाई का पत्ता 100 ग्राम पानी में अच्छी तरह दबाकर मलते रहें फिर पानी को रोगी को पिला दें तो पेशाब खुलकर आने लगेगा।

ढाक के फूल पानी के साथ पीसकर उसका लेप तैयार करें फिर नाभि के चारों ओर उसका लेप लगा दें कुछ ही समय के पश्चात् पेशाब आने लगेगा।

एक ग्राम कलमी शोरा लेकर उसका लेप बनाकर नाभि के चारों ओर

लेप करें, फिर चौलाई के साग का पानी रोगी को पिलाने से लाभ होगा।

इन्द्रयान की जड़ पानी में पीसकर उसमें मिश्री मिलाकर रोगी को पिलाने से रुका हुआ पेशाब आने लगता है।

खरबूजे के छिलके पानी में मलते रहें फिर उस पानी को थोड़ा गरम करके रोगी को पिला देने से रुका हुआ पेशाब खुलकर आने लगता है।

प्रोस्टेट वृद्धि

उपचार

(1) प्रोस्टेट ग्रन्थि की सुदम्य वृद्धि की चिकित्सा में 'शिलाजीत' सबसे श्रेष्ठ औषधि मानी गयी है। इसकी आधा चम्मच की मात्रा रात को सोते समय दूध के साथ देना चाहिये।

शिलाजीत से अनेक औषधीय योग तैयार किये जाते हैं। इनमें सबसे अधिक प्रचलित योग 'चन्द्रप्रभावटी' है। इसकी दो–दो गोलियों को दिन में तीन बार दूध के साथ सेवन करना चाहिये।

(2) जब इस ग्रन्थि में वृद्धि आ जाये, तो इसके बाद संभोग नहीं करना चाहिये। मूत्र का वेग होने पर उसे रोकना हानिकारक है।

(3) इस रोग के लिये खट्टे एवं तले हुए खाद्य–पदार्थ बहुत हानिकारक हैं। गाय का घी, मक्खन और दूध, लहसुन, अदरक एवं हींग रोगी के लिये बहुत उपयोगी हैं।

मूत्र कृच्छ

कारण

वात, पित्त, कफ कुपित होकर मूत्राशय में पहुंच जाते हैं तब यह रोग उत्पन्न होता है।

लक्षण

इस रोग में मूत्र बड़े कष्ट के साथ तथा टीस देकर उतरता है। विशेषकर मूत्र त्यागते समय अधिक पीड़ा व टीस होती है।

उपचार

(1) दूध में पुराना गुड़ अथवा मिश्री डालकर पीने से मूत्र कृच्छ नष्ट हो जाता है।

(2) आंवले के रस में शहद मिलाकर पीने अथवा गन्ने के रस में शहद मिलाकर पीने से इस रोग में लाभ होता है।

(3) जवाखार तथा मिश्री 5-5 माशे पीस कर ठन्डे पानी के साथ लें तो निश्चय ही मूत्रकृच्छ दूर हो जाता है।

(4) पके नींबू का रस, गाय के कच्चे दूध में डालकर पीने से भी यह रोग नष्ट हो जाता है।

(5) त्रिफला और बेर की जड़ की छाल, 20-20 माशा लेकर दोनों रात को भिगो दें और सवेरे उसी पानी में पीसकर सेंधा नमक डालकर पियें। बहुत गुणकारी है।

(6) गोखरु जड़ समेत लेकर उसका काढ़ा बनाकर शहद अथवा मिश्री मिलाकर पीने से यह रोग नष्ट हो जाता है।

रोगी को पुराने चावल, गेहूं, मूंग की दाल और मांस के सूप का सेवन करना चाहिये। सफेद पेठे का रस गन्ने के रस में मिलाकर प्रतिदिन देना चाहियें।

रक्तयुक्त मूत्रता (Hematuria)

कारण

अधिकतर यह रोग पत्थरी के कारण या मूत्र प्रणाली में किसी संक्रमण के कारण अथवा रक्तस्राव के किसी दूसरे कारण से उत्पन्न होता है।

लक्षण

इसमें रोगी को रक्त के साथ मिला हुआ मूत्र या कभी–कभी केवल रक्त के रूप में मूत्र आता है।

उपचार

(1) पके पेठे के रस में मिश्री मिलाकर पीने से रक्तयुक्त मूत्रता में लाभ होता है।

(2) कटेली के रस में शहद डालकर पीने से भी आराम आ जाता है।

(3) जीरा और गुड़ टके–टके भर प्रतिदिन खायें तो यह रोग दूर होता है।

(4) जवाखार 9 माशे गाय के मट्ठे के साथ के साथ पीने से रक्तयुक्त मूत्रता तथा पथरी दोनों में लाभ होता है।

(5) इलायची बारीक पीस कर पानी के साथ लेना, इस रोग के लिये लाभप्रद है।

(6) गोखरू और सोंठ का काढ़ा भी इस रोग में गुणकारी है।

कच्चे केले, परवल, करेले और सहिजन की फलियों से तैयार सब्जियां इस रोग के लिये बहुत लाभकारी हैं। किसी भी रूप में अनार और आवंले का सेवन करना रोगी के लिये लाभप्रद है। गर्म और मसालेदार भोजन रोगी को बिल्कुल नहीं देना चाहिये।

मूत्र प्रणाली में पथरी
(Stone in the Urinary Tract)

कारण

मूत्र–प्रणाली की पथरियों का निर्माण ज्यादातर कैल्शियम फॉस्फेट या ऑक्सेलेट से होता है।

लक्षण

रोगी की पीठ में, गुर्दे में, कटि प्रदेश (कमर वाले भाग) में दर्द महसूस होता है। यह दर्द जनन–अंगों की ओर फैलता है । इसके अतिरिक्त, बुखार, उल्टी, भूख न लगना, नींद न आना तथा मूत्र त्यागते समय दर्द होना आदि लक्षण भी हो सकते हैं।

उपचार

(1) पेठे के रस में भुनी हींग और जवाखार डालकर पीने से भी पेड़ू की पीड़ा और पथरी दूर होती है।

(2) अरण्डी की छाल, पाषाण, भेद, सौंठ, गोखरु इनका काढ़ा बनाकर जवाखार के साथ लें।

(3) हल्दी का चूर्ण 20 माशे, गुड़ 40 माशे इनको 10 माशे कांजी में डालकर पीने से पथरी दूर होती है।

(4) काला नमक, दूध, तिलेठी की राख में मदिरा मिलाकर 3 दिन पियें तो पथरी निश्चय ही निकल जायेगी।

(5) अदरक का रस, जवाखार, हरड़ की छाल, चन्दन इन सबका काढ़ा बनाकर दही डालकर पीने से पथरी रोग चला जाता है।

(6) गुर्दे की पथरी के लिये सबसे महत्वपूर्ण औषधि शिलाजीत है।

(7) एरन्ड ककड़ी की जड़ 20 ग्राम लें। उसे रात को पानी में भिगो कर प्रातः उसी पानी मे पीस 7 दिन तक पीने से पथरी निकल जाती है।

पथरी के रोगी के लिये सफेद पेठा और घीया बहुत उपयोगी माने गये हैं। जब कि पीला पेठा, अरबी और भिण्डी बहुत हानिकारक हैं। दालें और

सेम आदि फलियों का भी सेवन रोगी को बिल्कुल नहीं करना चाहिये।

❑❑❑

शुगर (मधुमेह) रोग

यह रोग उन रोगों में से एक हैं जो इन्सान को दीमक की भांति अन्दर ही अन्दर चाट जाते हैं, ऐसे लोगों का जीवन एक दम अंधकार में डूब जाता है, क्योंकि कोई भी मीठी चीज को तो वे खा ही नहीं सकते, दवाएं उन पर असर नहीं करतीं। निराशा के कारण, मस्तिष्क पर बोझ रहने लगता है, जो और भी अनेक रोगों को जन्म देता है, इसलिये इस रोग को कभी भी साधारण रोग न समझें।

उपचार

● जामुन की छाल अथवा सूखी हुई जामुन का चूर्ण 20 ग्राम, पानी के साथ सुबह शाम दोनों समय खाने से मधुमेह रोगी ठीक हो जाता है।

● बरगद की छाल 60 ग्राम आधा किलो पानी में डालकर आग पर रखकर अच्छी तरह पका लें, जब पानी आधा रह जाए तो उसे मलकर कपड़े से छान लें, और मधुमेह रोगी को 100 ग्राम हर रोज सुबह पिलाते रहो कुछ दिनों में यह रोग ठीक हो जाएगा।

●नीम की छाल का काढा बनाकर मधुमेह रोगी को सुबह और रात को सोते समय पिला देने से मधुमेह का रोग कुछ समय के पश्चात् ठीक हो जाता है।

●जामुन के बीज का चूर्ण तैयार करके, उसमें थोड़ा काला नमक पीसकर मिला लें, आधे चम्मच सुबह–शाम रोगी को सेवन करवाएं तो एक मास में ही मधुमेह रोग ठीक हो जाएगा।

❑❑❑